U0880095

现代著名老中医名著重刊丛书·第七辑

金匮篇解

程门雪　原著
何时希　莫雪琴　程焕章　整理

人民卫生出版社

图书在版编目（CIP）数据

金匮篇解/程门雪原著. —北京：人民卫生出版社，2012.4

ISBN 978-7-117-15503-8

Ⅰ.①金… Ⅱ.①程… Ⅲ.①金匮要略方论-研究 Ⅳ.①R222.39

中国版本图书馆 CIP 数据核字（2012）第 020238 号

门户网：www.pmph.com	出版物查询、网上书店
卫人网：www.ipmph.com	护士、医师、药师、中医师、卫生资格考试培训

现代著名老中医名著重刊丛书

第七辑

金 匮 篇 解

原　　著： 程门雪
出版发行： 人民卫生出版社（中继线 010-59780011）
地　　址： 北京市朝阳区潘家园南里 19 号
邮　　编： 100021
E - mail： pmph @ pmph.com
购书热线： 010-59787592　010-59787584　010-65264830
印　　刷： 北京汇林印务有限公司
经　　销： 新华书店
开　　本： 850×1168　1/32　**印张：** 8
字　　数： 158 千字
版　　次： 2012 年 4 月第 1 版　2026 年 1 月第 1 版第 7 次印刷
标准书号： ISBN 978-7-117-15503-8/R · 15504
定　　价： 21.00 元

出版说明

自 20 世纪 60 年代开始，我社先后组织出版了一些著名老中医经验整理著作，包括医案、医论、医话等。半个世纪过去了，这批著作对我国现代中医学术的发展发挥了积极的推动作用，整理出版著名老中医经验的重大意义正在日益彰显。这些著名老中医在我国近现代中医发展史上占有重要地位。他们当中的代表如秦伯未、施今墨、蒲辅周等著名医家，既熟通旧学，又勤修新知；既提倡继承传统中医，又不排斥西医诊疗技术的应用，在中医学发展过程中起到了承前启后的作用。他们的著作多成于他们的垂暮之年，有的甚至撰写于病榻之前。无论是亲自撰述，还是口传身授，或是由其弟子整理，都集中反映了他们毕生所学和临床经验之精华。诸位名老中医不吝秘术，广求传播，所秉承的正是力求为民除瘼的一片赤诚之心。诸位先贤治学严谨，厚积薄发，所述医案，辨证明晰，治必效验，具有很强的临床实用性，其中也不乏具有创造性的建树；医话著作则娓娓道来，深入浅出，是学习中医的难得佳作，为不可多得的传世之作。

由于原版书出版的时间已久，今已很难见到，部分著作甚至已成为中医读者的收藏珍品。为促进中医临床和中医学术水平的提高，我社决定将部分具有较大影响力的名医名著编为《现代著名老中医名著重刊丛书》并分辑出版，以飨读者。

第一辑　收录13种名著

《中医临证备要》
《施今墨临床经验集》
《蒲辅周医案》
《蒲辅周医疗经验》
《岳美中论医集》
《岳美中医案集》
《郭士魁临床经验选集——杂病证治》
《钱伯煊妇科医案》
《朱小南妇科经验选》
《赵心波儿科临床经验选编》
《赵锡武医疗经验》
《朱仁康临床经验集——皮肤外科》
《张赞臣临床经验选编》

第二辑　收录14种名著

《中医入门》
《章太炎医论》
《冉雪峰医案》
《菊人医话》
《赵炳南临床经验集》
《刘奉五妇科经验》
《关幼波临床经验选》
《女科证治》
《从病例谈辨证论治》
《读古医书随笔》
《金寿山医论选集》
《刘寿山正骨经验》
《韦文贵眼科临床经验选》
《陆瘦燕针灸论著医案选》

第三辑　收录20种名著

《内经类证》
《金子久专辑》
《清代名医医案精华》
《陈良夫专辑》
《清代名医医话精华》
《杨志一医论医案集》
《中医对几种急性传染病的辨证论治》
《赵绍琴临证400法》
《潘澄濂医论集》
《叶熙春专辑》
《范文甫专辑》
《临诊一得录》
《妇科知要》
《中医儿科临床浅解》
《伤寒挈要》
《金匮要略简释》
《金匮要略浅述》
《温病纵横》
《临证会要》

《针灸临床经验辑要》

第四辑　收录 6 种名著

《辨证论治研究七讲》　《中医学基本理论通俗讲话》
《黄帝内经素问运气七篇讲解》　《温病条辨讲解》
《医学三字经浅说》　《医学承启集》

第五辑　收录 19 种名著

《现代医案选》　《泊庐医案》
《上海名医医案选粹》　《治验回忆录》
《内科纲要》　《六因条辨》
《马培之外科医案》　《中医外科证治经验》
《金厚如儿科临床经验集》　《小儿诊法要义》
《妇科心得》　《妇科经验良方》
《沈绍九医话》　《著园医话》
《医学特见记》　《验方类编》
《应用验方》　《中国针灸学》
《金针秘传》

第六辑　收录 11 种名著

《温病浅谈》　《杂病原旨》
《孟河马培之医案论精要》　《东垣学说论文集》
《中医临床常用对药配伍》　《潜厂医话》
《中医膏方经验选》　《医中百误歌浅说》
《中药炮制品古今演变评述》　《赵文魁医案选》
《诸病源候论养生方导引法研究》

第七辑　收录 15 种名著

《伤寒论今释》　《伤寒论类方汇参》
《金匮要略今释》　《杂病论方证捷咏》
《金匮篇解》　《中医实践经验录》
《罗元恺论医集》　《中药的配伍运用》

《中药临床生用与制用》
《针灸歌赋选解》
《清代宫廷医话》
《清宫代茶饮精华》
《常见病验方选编》
《中医验方汇编第一辑》
《新编经验方》

第八辑　收录 11 种名著

《龚志贤临床经验集》
《读书教学与临症》
《陆银华治伤经验》
《常见眼病针刺疗法》
《经外奇穴纂要》
《风火痰瘀论》
《现代针灸医案选》
《小儿推拿学概要》
《正骨经验汇萃》
《儿科针灸疗法》
《伤寒论针灸配穴选注》

这些名著大多于 20 世纪 60 年代前后至 90 年代初在我社出版，自发行以来一直受到广大读者的欢迎，其中多数品种的发行量达到数十万册，在中医界产生了很大的影响，对提高中医临床诊疗水平和促进中医事业发展起到了极大的推动作用。

为使读者能够原汁原味地阅读名老中医原著，我们在重刊时尽可能保持原书原貌，只对原著中有欠允当之处及疏漏等进行必要的修改。为不影响原书内容的准确性，避免因换算等造成的人为错误，对部分以往的药名、病名、医学术语、计量单位、现已淘汰的临床检测项目与方法等，均未改动，保留了原貌。对于原著中犀角、虎骨等现已禁止使用的药品，本次重刊也未予改动，希冀读者在临证时使用相应的代用品。

人民卫生出版社

2011 年 10 月

目录

序例

程门雪，字九如，别号壶公。1902 年生于江西婺源。婺源原属安徽，故有时程亦自称为皖南人，其斋室有书种室、蒲石山房、海雪楼、晚学轩、补读斋等称号。1957 年起，任上海中医学院院长。1972 年殁于上海，享年 71 岁。

程氏十余岁时，负笈到沪，拜入皖南名医汪莲石先生门下。汪与孟河名医丁甘仁先生交相善，丁又创有上海中医专门学校，而汪已年老，便将程转托于丁，程遂为丁门得意传人，首届毕业于该校。

毕业后，程受聘母校为教务长，主讲《金匮》等课，同时兼沪南广益中医院医务主任。《金匮篇解》一书即撰成于彼时（约 1925～1931 年间）。程氏生前曾自称，那一时期，教学与临床相长，理论与实践结合，是他一生最堪回忆的一个阶段。其时，梁启超的《饮冰室文集》、赵之谦的书画集《悲庵賸墨》、日本人丹波元胤的《聿修堂医书》等书盛行于世，对程氏在医学、文学、艺术诸方面的影响甚大。《金匮篇解》的文字流畅，观点敏锐，辩论性强，层层深入，不厌详赡。其文气充沛，笔力雄健，颇有梁任公之遗风。日本医学家的考订、分类、辨析等治学方法，程氏也很欣赏，其风格反映在《伤寒论侖》等著作中。书法方面，他一破清末馆阁拘谨之体，上追晋唐，有纵横浩瀚之气而自成一格。其诗“境界高雅，时手罕有其匹”（上海书画界名家王个簃先生的评语），因其能诗，所以他的医著中，歌诀体较多。至其性敏而好学，尤为很多同道所佩服。一句寻常文字，或一张冷僻药方，他能随问即答，说明出处，举其要点，使人领悟。其闻博记强，由此可见一斑。他教学认真、为人正直、接物谦和等美德，已详于《程门雪医案》黄文东序中，故此不赘。

程氏于仲景学说致力最深。上自《内》、《难》，下至唐宋诸方书，金元诸大家的著述，无不博览而取精；明清医家如韩飞霞、喻西昌及温热学派，亦都兼收并蓄。尤对叶天士的辨证和用药方法研究甚深，颇得精髓。其时，伤寒与温热学派势成对立，见仁见智，各异其说。程氏却能挹彼注此，取长补短，贯通变化，见诸实用，经方与时方并重，融合无间。取得了非一家一派所能取得的疗效，成为当时有数的伤寒、温热名家。

本书原是《金匮》与《杂病》两课的教材，新中国成立前的私立上海中医专门学校、中医学院、中国医学院、中华国医专科学校曾用作课本，经程氏本人、黄文东、朱霖生、管理平及时希等先生执教，使用了二十多年。沪外的一些学校亦曾用之。后来，书中部分章节还曾在杂志上发表。程氏生前曾有意增补和修订，但未能实现。这次我们整理付刊，仅对个别传钞讹误稍加订正，力求保留原书原貌。

全书分二十六篇。附录部分乃程氏晚年发表于医刊的讲稿，因其属于《金匮》范围，故加以整理，附于有关篇章之后。原著中尚有妊娠、产后、调经、带下、妇科杂病五篇，拟另编入妇科论著中；而表里、上下、虚实同病等五篇，将和其他医药论文，编入程门雪医学杂论中。由于程氏对中风病研究尤深，为体现其学术特点，《中风病解》一篇，采用与本书不同的晚年经验；并加入《中风病篇进一解》一文。

对于原书中所引用的方剂，原著未举药名，为便于读者查考，我们编了引用方剂索引，附于书末。

由于我们水平有限，缺点和错误之处，敬望读者予以指正。

本书是我们在上海中医研究所时整理编成的，承上海中医学院及其所属中医文献研究所等各位领导亲切关怀和大力支持，谨此表示感谢。

整理者

1983年10月

传略

程门雪，1902年生，江西省婺源县人。幼年至上海，学医于安徽省歙县名医汪莲石先生。数年后，汪已年老，又与江苏省孟河名医丁甘仁先生交密，遂介绍其转拜丁先生为师。时丁初创上海中医专门学校于老西门内石皮弄，程氏以优异成绩，为该校第一届毕业生，并为丁先生学说的传人。

丁先生殁后，其子丁仲英任该校董事，孙丁济万继任校长。改名为私立上海中医学院，程留任为教务长，兼任教职，并广益中医院医务主任。四五年后离去，自设诊所于上海西门路。

新中国成立后，程任上海市卫生局顾问，上海中医学院院长，上海中医学会主任委员，第二届、第三届全国人民代表大会代表等职。

1972年夏，病殁于上海，享年71岁。

学贯古今　艺擅众妙
——忆当代名医程门雪

何时希

教学相长，学贯古今

学贯古今的“贯”字，这里不作“淹博”或“会通”解，而是说程氏能把仲景学说“一以贯之”，乃“贯串”之意。

程氏治学的道路，可以说是学校出身的人走过的“常路”，即“泛读各科，浅涉各家，莫衷一是，结果是一无所长（特长）”。程氏 43 岁时，在某一著作的《自序》中说：“幼而荒嬉，长入五都之市，目迷于色，耳惑于声；同学诸子，十九皆好嬉而不好学，不得切磋之益，忽忽十年，驹光电逝。”乃以“不名一家”为惭愧。又说：“自廿五六岁以后，方稍稍知为学之道，但杂好不专，作辍无恒（还没有找到正确的轨道——笔者按，下同）。幸掌教医校，撰讲义以授生徒（此讲义已整理完成，即本书），不容偷息，其间数载，得益非浅鲜也。”这是因教学而写讲义，必须广泛而又深入地研读仲景《金匮》方面的诸书，从中增长了学问。

但是，作为对医学教师的要求，不仅是学问渊博，更重要的是经验。没有通过实践的学说，尽管洋洋洒洒，包罗万象，却只是纸上空谈，无裨实用。一旦用之临床，“肺腑不能言”，还须自己去摸索。程氏深知此点，于是在兼任广益中医院的医务主任时，从门诊到病房，均不放过实践的机会，故常有理想的疗效出现；盛传于师生间的，有大剂石膏和附子取得显效两例（惜无医案留存）。

程氏找到治学正确的轨道，是在摸索了十年之后，也见于这篇《序》中：“三十六岁后（当时程氏惕于宋代苏洵‘三十七，始发愤’，读书过迟的故事，故刻了‘晚学轩’印以自励）乃复发奋读书，颇有小就（程氏遗著中伤寒、妇科诸歌诀，批注伤寒，医案各数种，均是此后陆续写成的）。虽薄有声名，自问实空如无物，缘昔日所学皆浮薄无实在也。故自去年以来，幡然变计，却求古旧之学，不希新奇之说（指当时《皇汉医学丛书》中，日本学者对《内》、《难》及仲景学说的研究，和西医东渐，已为国人所好），书不求多，但《内经》、《伤寒》、《金匮要略》、《本经》数种已足。……此余晚学之始基，亦即补读之一法也”（是年程氏又自号为‘补读斋’）。

他从丁甘仁的学说中，找出其清淡之法出于叶天士；从叶氏用药精练、简洁，配合、顾盼之妙，知其源于仲景；又从仲景《伤寒论》“自序”中，得其“撰用《八七一难》、《黄帝内经》”等句，而上溯到根本。贯彻到治疗中，遂自成轻灵一派。

程氏曾有“不薄今人厚古人”的诗句。意思是既不厚古佞古，也不轻视今人。他对上海前辈名医朱少鸿、夏应堂、王仲奇深致服膺，对同时同道如刘民叔的《鲁楼医案》及徐小圃、叶熙春、祝味菊（以善用附子有名，可认为是仲景一脉的后劲），均加推重。这就是程氏把古今学说"一以贯之"的妙悟，同时也说明了一位名医由常路（程氏认为是十年弯路）而找到正路（"宗其一是"）的艰苦过程（作者立雪程门廿余年，正是由师启悟，而避免多走弯路，所以深知此中甘苦）。

艺兼众妙，从中吸取营养

程氏于书画诗词，金石篆刻，均曾有长时期的耽好，医家中能诗会画者，不乏其人，但达到像程氏那样高的造诣者，还是不多的。他由于诊务的过度劳累，需要有一种精神调剂来转移一下，这就是程氏自称"荒于嬉"的嬉。他的诗，上海国画界耆宿王个簃先生有"境界高雅，时手罕有其匹"的评价。书法是力学兆碑，指端坚实，下笔能够深入纸背；以后宗赵之谦，以横肆见长；转而酷喜刘石庵，从刘而追溯东坡、真卿，进学魏晋；于是昂首钟王，徜徉唐宋诸家，晚年则多以蔡襄为主。特别是他的隶书，先学汉碑，以后涵泳郑谷口、翁覃溪、伊墨卿诸家，而得法于谷口，于严谨整饬中，时露其趋让自如、左右顾盼之妙。其画则花卉、山水均有奇趣。画兰的折枝、逆笔，学郑板桥；画梅的"万花如玉"、重枝叠花，学金冬心。

这些都是程氏自得其乐的"荒嬉"，他跋清代名医何书田（曾为林则徐制订戒烟药方者）的《竿山草堂诗稿》说："先生精于医，又精于诗文，以医道受知于林文忠少穆，互相倡和，少穆赠联有'辫山编集老诗豪'之句。……可知名医必然饱学，断无俭腹名医也。"又跋《何书田年谱》说："不禁忻羡书田先生于医事烦忙之余，犹能以诗文书画……增广其学殖，陶冶其性情，抒发其议论，而开拓其胸襟。"程氏也正是以诗词金石书画来丰富知识、调剂精神的。特别是文学方面的修养，使他对医古文的理解、接受、提炼和真伪鉴别等，取得了令人信服的成就。1981 年编印的《程门雪诗书画集》两册，是上海中医研究所的资料，我曾分赠各中医图书馆，作为名医文物的保存，同时也不违程氏"化荒嬉为有益"之意。

治 学 三 变

程氏治学，可分三次变化。

始则杂而不专，仅是一般的从师与学校两个卒业，奠定了做医生的基础，而无一特长的时期；继则由教学而专于《金匮》，撰注了几部《伤寒》著作，是为"由杂而专"的一变。

36 岁以后，则博涉群书，大约除《千金》、《外台》、《本草纲目》等巨帙鸿篇作为备查外，其他名著及清代各家，无不泛览，每读则多加笺批，这是"由专而博"的一变。

42 岁以后，则如上文所引，"书不求多，数种经典已足"，而且"缩为五、七言歌诀，以便诵读"，认为这样做，是他自己"晚学之始基；亦即补读之一法"。这第三变是“由博而返约，由粗而入精”，到了炉火纯青、无远勿届、无往匪适的程度。古人说：“齐一变至于鲁，鲁一变至于道”。这个“道”字是讲的为政达到“至治”，也可借喻为治学的最高境地了。

用药可分三个阶段

第一阶段以大刀阔斧见称，是在28岁以前，任广益中医院医务主任时期。这个医院是慈善性质，捐得一些基金，以施诊施药为贫苦人民服务的。20世纪20年代时，是银币、铜币通用，挂号费小银毫一角（俗称小洋，与银元的比数不是十进位，而是1∶12.5，小洋一角合铜币廿四枚），包括门诊和一剂药的费用。当时这个医院的病人，其特点是挨到病重了才来治，是皮毛致密，而肠胃薄弱的劳动人民，即医书上所谓“藜藿之体”。治疗这样病例的要求，因其栉风沐雨而表实，故表散宜重；因其营养不足而里虚，故攻下宜轻；但病多久延，势已转重，邪实正虚，故须求速效。程氏此时，正如初生之犊，以其坚决敏捷、骠悍迅猛的用药，挽救了许多危疾。惜此期医案已散佚无存，仅流传两例医话：一、阳明病狂热，用石膏四两，日再服（日服量至240克）；二、阴寒证在较短病程中，附子总用量至一斤以上（约500克），均能迅速转危为安。这一阶段为期不过四五年。

第二阶段乃自设诊所时期，学术上以轻清灵巧为特点。病家都是中、上层分子，是所谓“膏粱之体”，不经风雨，脑满肠肥的表虚里实体质，用药必须有大幅度的转变，才不致偾事。程氏以经方的精练为主，配合时方的轻灵，既存有其师丁甘仁的平淡法，又认真学习叶天士，入其堂奥而啜其英华。凡“药对法”、“大、小反佐法”、“相辅相成”、“相反相须”、“轻以去实法”、“重药轻用法”、“轻药引经法”、《伤寒》方用于温热，《温热》方用于伤寒，温病顺传、逆传、“四柱”等学说，均于此时通过实践而加深理解，逐步发扬，而成为上海当时有名的治疗温热、伤寒名家。

但他主要的成就，是对“轻以去实法”有独得之见。大约在他 30～40 岁期间，其用药轻灵的情况，有如：麻黄仅用两三分，还须水炙或蜜炙；桂枝一分煎水炒白芍，炒后去桂枝不入药；陈皮、干姜用蜜炙；半夏须竹沥制；豆蔻、缩砂用壳；川朴、佛手用花；苍术用米泔水浸；熟地须炒松或用砂仁、木香、蛤粉为拌；又常用香稻叶、野蔷薇、枇杷叶、蚕豆花、金银花、地骨皮、生地、青蒿、藿香、白荷花、荷叶等蒸露。这些炮制方法或退一步用法，均所以制约药物辛散、苦泄、温燥、滋腻的偏性，或则取其轻清芬香。还有杏、苓、朴；杏、蔻、桔、橘；杏、蔻、苡；桔、枳、苓等同用，虽都是《温热论》和丁氏常法，但程氏尤能运用自如。从“三焦为决渎之官”，“上焦如羽、中焦如沤、下焦如渎”的《内经》旨意，相应地采用开上、宣中、导下三法，可谓“善用古人”者。

在他 40 岁以后，用药渐重，这又是由于服务的对象有些变化，劳动人民求治者逐渐增多之故。

第三阶段是复方多法的创造。程氏晚年，经常到工厂、农村、部队医院去，体验到劳动人民长期积劳致虚、反复感邪以及湿、热、瘀、滞的兼夹，导致病情错综复杂，自有其特异之处，应在治疗上有所变化，所以相应制定了“复方多法”的治疗。糅合经方，时方冶为一炉，温散、疏化、宣导、渗利、扶正达邪、去邪安正、祛瘀、清热等，凡诸治法，掇成于一方而兼顾之。故能表里、上下、虚实、寒热、标本多面兼顾，而取得较快的疗效。

程氏能根据病变先兆，先事堵防，而临变又能果断处理，不稍迟疑，若非学识经验俱臻上乘，是不能到如此境地的。他常说：“医者固然要知常，然贵在知变。变化之来，又须临事不慌，指挥若定，才能应变和定变。”所以他鼓励人多读书，今日读此，虽觉无用武之地，然他日遇见此证，则灵感自来，“若非烂熟于胸中，安能应变于俄顷”，这真是至理名言。

生平著述情况

程氏《金匮篇解》成于24～28岁间，少年气锐，又受梁启超《饮冰室文集》（当时最为风行的一种辩论性文体）的影响，故反复辩解，引人入胜。其他著作大多在36岁以后次第写成。最近出版的《程门雪医案》，则是我们近年整理完成的。

此外，经过十年动乱，尚存在者，约有伤寒三种，女科三种，评注古人医案三种，方剂、杂论各一种，温热两种。据我所知，流失尚多，仍在寻访中。其所撰写，或为论文、或为歌诀、或为批注，形式不一。诸书或分册，或合并，尚待整理后决定，总名则为《程门雪医著》。

自写《失手录》，不文过饰非

程氏尝说：“自非十全，岂能无过”（“十全”指治病十不失一，其语见于《素问·示从容论》）。他每遇未能治好之病，或自认“失手”；或找出某一处的用药失时；或承认是识见不到、胆力不够；或则曾见某书，自己没有经验，未敢遵用，以致延误；甚其还说是读书太少，日后读到，方始知之；有些病是经过苦思冥索，已得头绪，定了治疗方案，却被他医接手，未能施用，终致不治，虽是他人之过，却自认是当面不识，只能成为“事后诸葛亮”。如是者，每遇一失，总要悒悒不快，咨嗟累日。晚年尝说：“回忆生平‘失手’之证，约近百数，从今日水平看来，尚多可治之处。或则可以找出其不治之原因，以为他处的借鉴；或则找出当时‘失手’之处，以资警惕。当陆续写成一书，以示后人。”他对《寓意草》的长篇大论讥评他人，或表扬自己成为“十全之医”尝有异议。自己将反其道而行之，名其书曰《失手录》（此书或已写成，或事忙未写，因遭浩劫，至今尚未发现，十分可惜）。在他处遇见自己失治过的病人，回来总说自觉脸红，深为内怍；若有以后继续请他治疗的，则又得到宽慰，说是病家原谅他了，为之色然以喜。像这样一位名医，能够不文过饰非，而自认“失手”，时时追悔，其医德之高尚，是值得我们效法的。

同时，他临诊谨慎，如切脉时两手均已诊过，有时须再诊一次，或两手同时按脉，以为比较。有时处方已毕，发现杆格，撕去重写；治法温或清、补或泻，复诊时也有忽然改向的（他自称是“掉转枪头”，即改变方向）。他说仲景书中常有之，我们不必顾忌，须以治好疾病为第一。

略引病案，以见一斑

《程门雪医案》已经面世，这里略引数例，揭出其处方用药的特点，以为上文的证例：

病例一　姚某　男　成年　1955年2月16日初诊。

病起五日，寒热高亢，得汗不解，头痛，胸闷泛恶、腹鸣泄泻，苔腻口苦，脉浮濡滑数。春温之邪夹湿滞互阻，肠胃运化失常，证势鸱张，毋忽。

清水豆卷四钱　黑山栀二钱　银柴胡一钱　薄荷叶八分（后下）　辰拌赤茯苓三钱　块滑石四钱（包煎）　福泽泻二钱　银花炭四钱　煨葛根一钱半　制半夏一钱半　姜川连三分　酒炒黄芩一钱半　甘露消毒丹五钱（包煎）　（一剂）

二诊。热势较低，泄泻已差，腹痛未尽，胸闷泛恶见减，夜不安寐，苔腻口苦，脉濡滑数。春温夹湿滞互阻，肠胃三焦不和。再投葛根芩连汤加味。

煨葛根一钱半　水炒川雅连四分　酒炒黄芩一钱半　清水豆卷四钱　黑山栀二钱　银柴胡一钱　辰赤苓三钱　薄橘红一钱半　块滑石四钱（包煎）　福泽泻二钱　银花炭四钱　焦六曲三钱　甘露消毒丹五钱（包煎）

（一剂）

三诊。泄泻止，寒热退，胸闷泛恶亦轻，夜寐较安，苔薄，脉濡小数。再以原方出入，以尽余波之意。

清水豆卷四钱　黑山栀一钱半　银柴胡一钱　霜桑叶三钱　辰赤苓三钱　块滑石四钱（包煎）　福泽泻二钱　炒银花四钱　象贝母三钱　薄橘红一钱半　生苡仁四钱　梗通草一钱　甘露消毒丹四钱（包煎）　（三剂）

四诊。寒热虽退，头眩仍甚，胸闷噫嗳，神疲肢倦，苔薄脉濡。再以平剂为治。

冬桑叶三钱　炒杭菊二钱　白蒺藜三钱　煅石决四钱（先煎）　辰茯神三钱　炙远志一钱　块滑石四钱（包煎）　福泽泻一钱半　薄橘红一钱半　生苡仁四钱　梗通草八分　酒炒陈木瓜一钱半　桑寄生三钱　荷叶边一圈　（两剂）

五诊。寒热退后，神萎气怯，头眩仍甚，胸闷纳呆，口淡而干，便通而燥，溲赤渐清。再以化湿和中法治之。

川朴花一钱半　白杏仁三钱　白蔻壳八分　生苡仁四钱　辰赤苓三钱　块滑石四钱（包煎）　竹沥半夏一钱半　陈广皮一钱半　佛手花八分　冬桑叶三钱　炒杭菊二钱　陈大麦四钱　干芦根八钱　荷叶边一圈　（三剂）

【按】　本例用栀子豉汤、小柴胡汤疏解表邪，治发热胸闷；用葛根芩连汤清阳明经腑，治高热便泄；用泻心汤开泄湿热，治其泛恶；佐用辛凉解表，宣发头面风热，以治头痛；淡渗之药清利湿热，兼实大便。处方配合得当，主次分明，故在三天内即能遏止其鸱张之势，取得热退、泻止的良好效果。

本例脉症，脉浮数属表热，滑为里有痰湿，后见脉濡则为邪退正虚；苔腻为有湿滞，口苦属热。一般外感证如不兼有里邪，可以“体若燔炭，汗出而散”。今初诊时即已得汗而不解，就是因为肠胃三焦湿滞互阻之故。程氏用柴胡、豆卷、葛根以疏解表邪，黄芩、黄连、山栀等均为清里药。表里同治，不使内外合邪，为程氏常用之法。

第五诊用三仁汤合桑菊饮。此时大邪已去，汗泻之后，自然疲乏，对余邪只须用轻扬之品，对里湿亦只用芳香轻宣，以尽余波，无须再用重药，耗伤体力。

程氏辨证论治，不受“伤寒”三阳经的约束，活用经方，同时也配用时方，疗效良好，这方面似有进一步探索、讨论的价值。

病例二　朱某　男　52岁　1958年12月15日初诊。

寒热后，舌苔黄腻不化，口干苦，胸闷不舒，脉濡滑。湿热未清，拟宣化法。

黑山栀二钱　川雅连三分　竹沥半夏三钱　薄橘红一钱半　白杏仁三钱　白蔻壳八分　炒枳实五分　竹茹一钱半　生苡仁四钱　干芦根八钱（去节）　益元散四钱（包煎）　（三剂）

【按】　《内经》说“始为寒中，终为热中”，湿为阴邪，郁蒸可以化热，正是此意。本例舌苔黄腻，口干且苦，此苔上黄色，与口中之苦味，即系湿热交蒸之征。治湿热与寒湿不同，着重在辛香以化湿，苦寒以清热，甘淡以渗湿。如本例橘、半与枳实、竹茹同用，是温胆汤法；半夏与黄连同用，是泻心汤法；杏、蔻、半与苡、滑同用，是三仁汤法。目的是求湿开、热降，从小便以为去路。

程氏常用的苦辛升泄配合法如：川连配半夏，山栀配橘红，川连配生姜或干姜，川连配苏叶，黄芩配半夏，生姜配山栀等以治湿热交蒸。其中有几种意义：一、“寒因寒用，热因热用”的“从治”即“反佐”法，因为“苦从燥化”，燥与热同气相从，所以苦寒能清化湿中之热；二、不致因单用燥药燥湿而助热，单用凉药清热而助湿；三、辛能“开湿于热上”，苦能“渗热于湿下”，湿能开，热能泄，则不致湿热混淆，如油入面而胶固难化。四、三焦湿热交蒸而混合，与脾湿兼胃热，湿热分开者不同，故不用苍术燥太阴脾湿，也不用石膏、知母清阳明胃热（湿热分治），而宜用湿热同治的“苦辛合化”法；五、这也是一种“相反相成”的“药对法”。

湿热交蒸上见于舌苔，则为黄腻或兼灰、兼黑（不是白腻苔上罩黄色，也非白腻厚苔，或白滑，或白如积粉苔）；湿热蕴结于胸中，气机不宣，肺气失于清轻，则有胸闷不舒、胸痛等症状；胃中浊气弥漫，失其降和宣化之能，则干呕或泛恶；湿热相结，其湿多者为口腻苦或甜，热多者为渴喜热饮、饮水不多或水入泛吐等症。

病例三　庄某　男　37 岁　1965 年 4 月 13 日

初诊。

肝升太过，右降不及。烦躁不宁，头痛偏右，眩晕不清，筋脉拘挛，夜寐不安，大便艰，苔薄腻，脉虚弦。甘麦大枣、百合地黄加味。

野百合五钱（先煎）　大生地四钱　淮小麦一两　炙甘草一钱　炒枣仁三钱　川贝母二钱　夜合花二钱　珍珠母五钱（先煎）　红枣四枚　（五剂）

二诊。前诊用百合地黄、甘麦大枣合法，尚合度，烦躁不寐、头偏痛、眩晕已差，筋脉拘挛依然如故。仍守原法加重。

野百合一两（先煎）　大生地四钱　淮小麦一两　炙甘草一钱半　炒枣仁三钱　左牡蛎五钱（先煎）　珍珠母五钱（先煎）　红枣四枚　（五剂）

【按】　烦躁不宁、夜寐不安等精神恍惚之症，颇似《金匮》所谓“百合病”，是肺阴、心营两虚之故，所以用百合补肺阴，地黄滋心营，再配合甘麦大枣汤养心安神，介类药潜降，颇有效果。

本例用百合补肺以助其右降，又用珍珠母、牡蛎平肝以制其左升，相辅相成，而达到两脏的相对平衡。方中的贝母有两种作用，一是同夜合花配伍以解郁，二是清肺虚有热之痰，对治疗精神烦躁，也起作用。

程氏对甘麦大枣汤和百合地黄汤两张《金匮》方的配合使用，有深切的体会，曾著文论述之：“甘麦大枣汤不独治妇人，亦主男子，若作妇人专方，则失之狭隘矣。叶天士生平最赏识此方，在甘缓、和阳、熄风诸法中用之最多，散见于肝风、虚劳、失血诸门、头眩、心悸、胸闷等证治中。所谓脏燥者，脏，心脏也，心静则神藏。若为七情所伤，则脏燥而不静，故精神躁扰不宁，致成所谓‘如有神灵’之象。甘麦大枣汤诚为养心气、润脏燥、缓肝急、宁烦扰之佳方（此指《内经》‘损其肝者缓其中’，‘肝苦急，急食甘以缓之’之义。故对情志伤肝而肝阳、肝气亢旺者，可以此方缓肝和阳——笔者按）”。

“百合地黄汤与甘麦大枣汤合用，以治情志偏胜之病，更有殊功。《内经》所云：‘肝藏魂，心藏神，肺藏魄’凡表现为神志不安，魂魄不宁之状者，皆可用之。”

【又按】“亢则害，承乃制”（《素问·六微旨大论》）二语，为五脏平衡的要旨，对治疗方法极有启发作用，历来医家皆重视之。据《金匮》、《难经》、《医经溯洄集》诸书之意，都是以肝脾二脏为例。肝旺当传脾，即为“亢则害”。但肝旺则生心，心旺则能生脾，于是脾旺则不受传而不病；另一方面脾旺又能生肺，肺旺则能制肝，肝受制则不传脾，终于得到相对平衡而不病，这是“承乃制”。后一句既有《五十三难》“间脏者生”（谓肝病传脾，得心旺间介其中而不病）的生理机制，又有《金匮》“肝病传脾，当先实脾”和《八十一难》“假令肝实而肺虚，金木当更相平，当知金平木”的两种治疗方法，意义大约如此。

病例四　徐某　女　41岁　1958年3月31日初诊。

心悸烘热，自汗盗汗，汗后恶寒，胃纳不香，苔薄脉濡。营卫不和，心神不安。拟方安心神、和营血。

桂枝五分　炒白芍三钱　炙甘草八分　淮小麦五钱　辰茯神三钱　炙远志一钱　炒枣仁三钱　煅牡蛎六钱（先煎）　红枣四枚糯稻根须四两（煎汤，代水煎药）（三剂）

二诊。烘热汗出依然不减，胃纳尚香，夜寐欠安，口干。再拟当归六黄汤加味。

炙黄芪皮三钱　生、熟地各三钱　白归身二钱　大白芍三钱　酒炒黄芩一钱　酒炒川连三分　地骨皮三钱　穞豆衣四钱　熟女贞三钱　墨旱莲三钱　泡麦冬三钱　五味子三分　糯稻根须四两（煎汤，代水煎药）（六剂）

三诊。投当归六黄汤法，诸症均减。

原方去穞豆衣加原金斛三钱（米炒，先煎）（六剂）

【按】　本例首诊用桂枝加龙牡法，次诊去桂枝汤加入甘麦大枣法，效果不显。从病者的年龄言，已接近更年期，故三诊起转用李东垣当归六黄汤法。方中地黄以养其阴之不足，三黄以折其阳之有余，滋天一之水，以制五志之火，使其阴阳平衡。黄芪益气固卫，当归养血生营，使营卫得和。又配入二至丸轻补肝肾；麦冬、五味子甘酸化阴，以生津液。处方组合简练，是程氏常用有效的方法。可为内分泌失调治疗的参考。

综合观之，例一首诊合用《伤寒论》“葛根芩连”、“栀子豉”（以豆卷代豆豉）、“小柴胡”（以银柴胡代软柴胡）、“泻心”四张经方，具有三阳经同治之义；又配合时方“甘露消毒丹”等，一剂而遏制壮热泄泻。最后以“桑菊”、“二陈”、“三仁”等时方收功。

例二用“三仁”、“黄连温胆”、“泻心”等法，治疗发热后余留的湿热。综合用了“反佐”法、“苦辛合化”法、“三焦湿热合治”法（苦、辛、淡的配合）和“相反相成”的“药对”法。

例三介绍用“甘麦大枣”配合“百合地黄”法。治愈男子精神不安属于“左升太过、右降不及”之证；得到“甘麦大枣”“不独治妇人，亦主男子”的论证。

例四心悸烘热、自汗盗汗证，先用“桂枝加龙牡法”，不应；撤去“桂枝汤”专任“甘麦大枣”，作脏燥症治，亦无效；乃一转而用“当归六黄汤”成功。由桂枝而至黄连，波经三折，可以见出程氏“变法掉向”之迹。

小　　结

笔者与程氏有廿余年的师生关系，先后为其代理诊务数年；又教学时所用《金匮》、《伤寒》讲义，均出先生之手撰，其理论治验，或受亲炙，或经目睹，耳提面命，获益良多，历时既久，有非仓卒所能忆写者。本文限于篇幅，尤有言不尽意之处，有机会当于《程门雪医著》诸书的整理中，随感触发，以类附入，让程氏的学说，得供同道们参考，或进而予以评议，能有裨后学之一二，则幸甚。——本篇曾刊见《山东中医学院学报》

第一篇　上工治未病解

“问曰，上工治未病，何谓也？师曰：夫治未病者，见肝之病，知肝传脾，当先实脾。四季脾旺不受邪，即勿补之。中工不晓相传，见肝之病，不解实脾，惟治肝也。夫肝之病，补用酸，助用焦苦，益用甘味之药调之。酸入肝，焦苦入心，甘入脾。脾能伤肾，肾气微弱，则水不行；水不行，则心火气盛，则伤肺；肺被伤，则金气不行；金气不行，则肝气盛，则肝自愈。此治肝补脾之要妙也。肝虚则用此法，实则不在用之。经曰：‘虚虚实实，补不足，损有余’，是其义也，余脏准此。”

此近《金匮要略》传本第一条也。中间“夫肝之病”一段，殊觉不妥。注释各家有强为说辞者；有谓此一段乃后人注释误列其中，非仲景原文者；有截去此一段，“惟治肝也”四字下即接“余脏准此”者，各有不同。其实吾人读书，但问其理之当否，不必问其仲景原文之真伪。苟其理由充足，有裨实用，非仲景庸何伤；若明明错误，必以其为仲景原文而强为之辩，或以其错误，即指为非仲景文，均属庸人自扰，不足为法。夫五脏疾病之传变，惟实则能传所胜，虚则传其子。《五十三难》之所谓“七传者死，间脏者生”是也。肝病传脾。实则能传，虚则不传；虚则受邪，实则不受。可知肝病传脾，肝实脾虚也。甘、酸、焦苦之法，照原文所说是：补土制水，助火刑金，制金益木。金气不行，则肝气盛，明系肝虚之治，故其下文明言肝虚则用此法，实则不在用之，而以为治肝补脾之要妙。岂以肝病传脾，为肝虚之治耶？要知肝虚则不传所胜，岂能传脾？既能传脾，便是肝实，肝实而用制金益木之法，实其实矣。既云：“肝虚则用此法，实则不在用之。”又云：“此治肝补脾之要妙也。”自相矛盾，莫此为甚。

即以五行生克言之，病系木衰金胜，金为贼邪，制金疏木，本为正法。然以补土制水，助火刑金，循环求之，则木生于水，水为木母，若制水伤肾，木更失其所生，子虚而伐其母气，重虚其虚矣。金生于土，土为金母，刑金而反培土，土盛则金愈旺，重实其实矣。原文引《经》“无实实、无虚虚”，而去二“无”字，变成当实实、虚虚矣，已属误人不浅。若依其所云之治法行之，乃成其虚虚实实之庸工矣。且以一脏之虚，而用损益四脏之法以救之，益少损多，殊不合算；本一脏病，乃无辜波及四脏，尤为非法。设其人而肾亦虚者，或肝虚而火旺者，伤肾益火之法可乎不可，吾知必无辞以对矣。实则肝病传脾及肝虚肺实之法，均出《难经》，原文极明了，仲景自序谓撰用《八十一难》，则《金匮》此条当以《难经》为蓝本。今既错误，不可句读，仍当从《难经》以订正之。《七十七难》曰：“经言上工治未病，中工治已病者，何谓也？然，所谓治未病者，见肝之病，则知肝当传之与脾，故先实脾气，无令得受肝之邪，故曰治未病矣。中工治已病者，见肝之病，不晓相传，但一心治肝，故曰治已病也。”

此肝旺脾虚之肝实病也。其文意与《金匮》全同，《金匮》更发明四季脾旺之意。谓肝病治肝，固为中工。肝病治脾，尤当审其脾虚、脾旺，虚则受邪，故当先实脾；实则不受，脾土寄旺于四季，当脾旺之时，纵有肝邪，无能为害，可以勿补。能知肝实传脾，又知脾实不受邪，则真上工，若徒知肝病治脾，犹未尽善也。

更进一步解法，乃《金匮》所独有者，《八十一难》曰："经言无实实、无虚虚，损不足而益有余。是寸口脉耶？将病自有虚实耶？其损益奈何？然，是病非谓寸口脉也，谓病自有虚实也。假令肝实而肺虚，肝者木也，肺者金也，金木当更相平，当知金平木。假令肺实肝虚微少气，用针不补其肝，而反重实其肺，故曰实实虚虚，损不足而益有余，若此者，中工之所害也。"此论肺实肝虚之肝虚病，亦与《金匮》制金疏木之法同意。金本胜木，肝实者只能传其所胜，而不能传其所不胜，故知肺虚肝实者，不必虑其传肺，而当防其伤脾。若金实木虚，肺实当传其所胜，肝虚更不能敌其所不胜，不补肝而补肺，实者愈实，虚者益虚，损肝之不足，益肺之有余。故曰：虚虚实实，损不足益有余。此中工之误治也；无实实无虚虚，益不足损有余，此上工之正治也。原系对待文字，乃《金匮》截合为一，便不明了，再以《难经》两章视之，原系对举肝病虚实之治法：实则我克人，故肝实病当传脾，木克土也，治宜先实脾土，以免受邪；虚则人克我，故肝虚病当治肺实，金克木也，治宜泻金实以舒肝木。举肝脏一脏之虚实治法，以例其余，法至善也。《金匮》牵合虚实为一病，已属大错，更出肝虚金实之治法，以为当补土制水，益火刑金，尤多缠夹，若无有《难经》原文以考订之，真令人如坠五里雾中矣。今合《金匮》、《难经》而厘订之，曰：五脏虚实，治各有法，试以肝举其例：肝实脾虚，当补脾，此一法也；肝实脾气旺，惟治肝，此又一法也。肝虚脾实，当泻肺，此一法也；肝虚肺不实，惟治肝，此又一法也。五脏均以此为例，其余牵缠之说，均一扫而空之，不亦快哉！

病各有治，治有先后、逆从、胜复、标本之不同，非数言可以尽之，今述治法，不过道其大概耳。五脏虚实治法，上文已详，更进言之，则五脏各有所喜，各有所恶。所恶者受之则病，所喜者受之太过亦病。各随其欲所宜而治之，则治无不愈矣。有得之情志者，则胜之以情志，如喜悦过度而发癫狂者，可以恐惧之事胜之；忧思过度者，可以喜悦胜之。昔有久试不售者，一朝登第，骤闻捷报，忽尔发狂，终日喜笑无度，遍治不效。后由京南下，留滞江都。有名医为之治，先开方，与之死期，继又命舆榇于其舟中，为制衣服，度棺椁，务使病人见之。病人初见，不怒而思，不狂而静，卒然问曰："此为何者？"曰："为君备后事耳，君病不可为。某名医已决言之矣。"出方与之，熟视不语，忽而大哭，而癫喜狂妄之态，一旦尽去。后为之调理乃瘥。此即《内经》之喜伤心，悲胜喜。又有忧思过度而失心疯癫者，求治于浙中一老僧。僧处之寺之静室中，室外有园亭之胜，奇花异开，纷植杂陈。病者初至，终日置于花间，无所睹也。数日后，拂草拈花，稍稍悦之矣；月余之后，则终日低徊顾盼，爱不忍释。爱根一生，忧虑尽去，而数年宿恙，一旦消除矣。此亦《内经》忧伤喜胜之法也。鞠通治嫠妇恙，时愈时发，终不能止，后为文以劝之，使之书于座右，终日玩读，遂不复发，亦师此意。吾乡有病瞀者，已三四年，盖以贸易折阅而起者。佛学家江易园先生授以楞严、法华之类，晨夕课诵，一旦豁然开朗，其成效固非草木药石所能拟及。

吾尝谓草木药石，只能治七情之所生病，而不能治七情之是动，故病根终不去，欲去病根，非求之情志不可，诗人所谓"心病只须心药治，解铃还仗系铃人"者，固不二妙法也。庄、老、佛家之书，与医家有相通者，昔人已屡言之矣。不药之药，胜于万药，惜乎知者少耳。有得之五气者，则胜之以五气：热胜者，胜之以寒；寒胜者，温之以热；燥胜者，湿以濡之；湿胜者，燥以收之、风以胜之。譬如热病用石膏、知母；寒证用附子、干姜；秋燥用甘寒生津、咸寒助液；湿病用平胃散、防风、羌、独之类……均是也。有得之五味者，则治之以五味。譬如女子喜食酸而致经闭者，宜生姜、半夏、细辛、吴萸、肉桂之类，辛以通之，即《经》所谓"酸伤肝，辛胜酸"也；胃热口噤，乌梅擦之即开；脾瘅口甜，乌梅、木瓜煎服则愈，即《经》所谓"甘伤脾，酸胜甘"也；服盐卤者，血液卒凝而死，急以白糖汤灌之，十愈七八，即《经》所谓"咸伤血，甘胜咸"也。此类例子俯拾皆是，恕不尽举矣。《内经》于此言之最详，虽间有不合者，原不能尽信书而论，若能细意推求，则于治病之法，获益不少。

第二篇　闻　声　解

闻声之法，莫详于《内》、《难》，以五音合五声，配五脏，五脏之病，五气之邪，表里虚实，吉凶变动，若指诸掌。凡脉之不应，症之不符，望之不合者，比比皆是，惟声不可变。庄子所谓“强笑者虽悲不哀，强亲者虽笑不和”，语可伪而声不可伪，神气之默喻也。脉之不可得者，求之声；问之不可得者，求之声；语不灵而声灵也。故曰闻而知之谓之圣，然三代以下，圣不可作矣。夫闻声之妙，首在于专，瞽者偏听，专于耳也。斯旷之聪，人皆难之，分其聪于离娄之明，聪斯壅矣。究其因无他，专则精，兼则纷也。凡为医者，既用心于手以切，复专精于目以望，犹须分聪以听，给口以辩，求其精也，不亦难乎！故无过人之资，不可以为医。医者之闻声断病，较之常人作为听音之用者，不可同日而语矣。

仲景晚出，古法犹存。《金匮》首篇列出闻法，其言无多，却有至理。其所论闻声大法，为《内》、《难》之所未详，而从实验中得来者，殊非空论。惜乎后之注者，乃以《内》、《难》唾余五音五脏之论释之，反晦精理，是为无益耳。

今试取其原文证之：“语声寂寂然，喜惊呼者，骨节间病”。呼者痛也，《邓析子》曰：“体痛者不能不呼”，痛在关节，不利转动，不动则不痛，故常寂寂。偶一转动，其痛益剧，痛剧则呼，故喜惊呼，是以知痛在骨节间，其为痛痹之类矣。

“语声喑喑然不彻者，心膈间病”。喑喑者，呻吟之短声也。心膈之间为肺气之道路，湿热痰瘀痞结心膈，痞满、闷痛，必有其一，心膈阻滞，气道不通，故作呻吟，以求通畅。其声短者，气滞于中也，故声喑喑；满闷无已时，则喑喑亦不彻。故知喑喑不彻者，心膈间病，其为胸痞、中满、胸闷、懊侬之类乎。

“语声啾啾然细而长者，头中病”。啾啾，呻也。肾主脑，在声为呻，故呻为脑病，此旧解也。其实呻亦痛之现象，大痛骤痛则呼。小痛长痛则呻。畏闻声响，震脑则痛倍剧。故病头痛者，恶闻金鼓声。而脑弱者，每闻金鼓声则头脑胀痛，此其验也。痛故呻，痛在头中，不敢高声，故啾啾而细。细而长者，腹中胸中无病，气无阻碍也。聆其啾啾，知其作痛；聆其音长，审不在中；聆其音细，知痛在头，数者相合而断，故知语声啾啾细长者，头中痛也。其为头痛，脑风之类欤？

《金匮》闻声之论，文虽简略，但均从实验中体会而得，有凭、有据，非通套经义者所能敷衍解释。若能举一反三，静气平心以求之，则所得宁止此耶？历来临证所尝验者：如初病中气实，则气壮声洪；久病中气虚，则音低气怯。音短者虚，声长者实。语声清朗，久病无妨；音声浑促，初病则逆。久嗽音嘶，水竭津枯，宜补而难治；暴病音哑，外寒内郁，宜开而易痊。声壅者，外为鼻塞，内为中满；音蹇者，外为舌疮，内为痰中。狂言失志为狂妄，微言终日为夺精。虚者郑声，实则谵语。心气实则笑，肺系急则悲。喜笑则脏躁，宜养；怒骂则肝火，宜清。干呕为胆火，呕吐为痰饮。脾痛则噫，胃病则呕，嗳则伤食，噫则气郁。初病呃逆，声重短而频数者轻，病在肺胃；久病呃逆，声低微而深长者危，病在肝肾。凡此种种，虽似老生常谈，无多深理，若能脉证相合，方药无讹，则如鼓应桴，效验自著，亦可临床之一助也。

第三篇　辨　息　解

一呼一吸为一息，呼吸之间，闰以太息，故名曰息。佛家以数息生定慧：道流以调息孕坎离；医家以辨息定病情。息有长短，以不病之息，调病者之脉。一呼一吸，脉来五至为平，四至为迟，六至为数。脉法彰然，盖调己息以求人病者也。

至于病者之息，与病情尤有关联，呼吸出入，上下遍经，五脏并过，一脏有病，息即不调。《难经》以呼出属心肺，吸入属肝肾，呼吸之间，太息属脾。吸气短促，不能至肾，至肝而还，谓之一脏无气，应之代脉，五十动而一止，与之死期，法至精密。惟法至精者机至微，非浅尝者所能知也。

仲景辨息以求病证，不与脉法相结合，而求诸至近至显者，以明其理。近者显者既明，则精微之处，可以渐贯通矣。“息摇肩者，心中坚”。呼吸时其肩应呼吸之势而上耸也。其息必促，其声必粗，外症鼻煽、咳不爽、声嗄。以痰热胶固于胸中，表寒深束其肺气，肺气不宣，痰热内壅。故知其息摇肩者心中坚，坚者痰热也。开肺坠痰，其坚自破矣。

“息引胸中上气者咳”。上气即气急也，气冲则喉痒，喉痒则必咳，咳通其气则少愈。惟上气有自胸、自腹之异：自腹者，为冲气不纳；自胸者，为肺气不肃，胃气不降。冲气上逆，或有他证；肺胃不降，则非痰莫由矣。故知上气自胸中者，咳也，凡咳无不由于上气，故《本经》药性，下气之品，得能治咳，咳逆上气每每同见也。

“息张口短气者，肺痿吐沫”。息之道，出入于鼻，鼻通于肺也。肺痿之证，肺焦叶举，鼻窍不道，息不得入，改从于口，口闭则呼吸之气无从出，故常张口。肺叶上举，吸不得下，至上即出，故呼吸气短。“张口短气”四字，形容肺痿肺气不降，鼻窍不通，曲曲如绘。若吐脓血，则为肺痈；今吐白沫，故知为肺痿耳。同一肺病，实则喘息抬肩，虚则张口吐沫，分别之法明显极矣。

“吸而微数，其病在中焦，实也，当下之即愈；虚者不治。在上焦者其吸促。在下焦者其吸远。此皆难治。呼吸动摇振振者不治”。息数短者出于中焦，中焦壅实，如结胸、胸痞之类，阻其肺气，不得下降，下其结实则气自舒。如中无结实，而见短气，则中气衰微，少火不能生气，肺不降而呼促，肾不纳而吸远，故不易治。至若呼吸之时，身体振振动摇，则形气两亏，不得相保，有欲即脱离之象，图治为难矣。

第四篇　痉　病　解

“病者身热足寒，颈项强急，恶寒，时头热，面赤目赤，独头动摇，卒口噤，背反张者，痉病也。”

“夫痉脉，按之紧如弦，直上下行。”

“太阳病，发热无汗，反恶寒者，名曰刚痉。”“太阳病，无汗而小便反少，气上冲胸，口噤不得语，欲作刚痉，葛根汤〔321〕主之。”

“太阳病，发热汗出，而不恶寒，名曰柔痉。”“太阳病其症备，身体强几几然，脉反沉迟，此为痉，栝蒌桂枝汤〔254〕主之。”

“痉为病，胸满口噤、卧不着席，脚挛急，必龂齿，可与大承气汤〔31〕。”

按“痉”古作“痓”，《素问》、《伤寒》旧本“痉”皆作“痓”。许叔微《百证歌》以为名异实同，仍作“痓”。成注《伤寒》则直云“痓”字误，然亦未改。考《说文》疒部无痓字，厂部有厔字，云“碍止也”，即痓之讹。《玉篇》痓“充至切，恶也”；痉“渠并切，风彊病”，二字义别。以证言之，当是痉字切当。其有论当作痓字者，以为痉字因劲，人体强直，有似劲象。但此只能专指口噤、背反张言，不足以赅余候。仲景所云“身热足寒，时头热，面赤目赤，独头动摇，龂齿”诸证，均为恶候，故知当作“痓”字，痓者恶也，诸症皆恶，故谓之痉。痓乃痉之总称，痉乃痓之一端，痉者症名，痓者病名。吾谓病之恶候甚多，痓字未免太泛，若照此说，无论何种重症恶候，均可谓之痓病矣，断乎不妥。或者痓字当作形容词解。如“目正圆者，痓不治”。释作目正圆者乃不治之恶候，则犹为通顺耳。总之，痓为险恶症侯之通称，痉属风强之病名，义各有别，用词恰当，两存之可也。在本篇当肯定为痉病，若去痉存痓，以为复古训，则不可。

刚痉、柔痉二证，历代注者均无正确之解释，葫芦依样，人云亦云，与学者以莫大误会。明眼人固知其不然，而生怀疑；食古者则以为当然，而笃信之。每遇痉证，辄用麻桂，痉之得愈者寡矣。夫六经皆有痉病，六气均能病痉。以病理论之，痉，风强病也，强直刚劲谓之痉，痉脉如弦，直上下行，形容强劲挺直之状，何等明确。在初起卒病，多由湿热化风；在久虚痼疾，多为血液枯耗。痉征鲜不由此二因者。明此二因，然后可以读《金匮》。“太阳病，发汗太多，因致痉”，过汗伤津也；“风病下之则痉”，误下亡阴也；“复发汗。必拘急”，重伤津液也；“疮家虽身疼痛，不可发汗，汗出则痉”，疮家必亡血，复汗伤液，血液枯耗也。所述各证，均为伤津竭液，血枯筋燥而成，痉证属此因者最多。妇人产后三大症，痉居其一，其致痉之因，亦属此也。又有湿热化风者，温病重候每见之，湿温尤多。以湿温起于太阳、阳明，在表者每兼少阳三焦；在里者每兼厥阴风木，湿热不解，郁而化风，最易发痉。其症必胸满痞痛，湿热痞解三焦也。继则龄牙龂齿，口噤不开，角弓反张，乃三焦不解，归于胃府，热极生风则痉厥；热气走络则齘齿；湿热上壅，颊车开阖不利，则口噤也。其脉必弦数有力，其舌必厚腻糙黄。治法有二：有热有结者，宜通腑垢以泻实；有热无结者，宜化湿热以熄风。本文云："胸满口噤，卧不着席，脚挛急，必齘齿，可与大承气汤"者，即邪归胃府，有热有结，热极生风者之证治。故曰痉病虽多，其所因不出血枯筋燥及湿热化风二者也。

上所言者，仅指痉之本病，然杂病每多相因同见者，其症夹杂，其治便难。前云六经皆有痉病，六气皆能病痉者，非谓一病众因，谓其相因同见也。仲景于此，深致意焉，故列太阳刚柔二证，以例其余，妙法如环，意极精细。今特为表出之：夫痉，燥病也，热病也，六气之中，燥为本气，无论矣。风属阳邪，火从热化，同类相从，三气之邪，同见于痉者，尚不难治，以滋燥、清风、泄热之药，治三气即所以治痉，治痉即所以治三气，故毋庸分论别治。若暑病必挟湿邪，湿为阴邪，寒与热敌。苟此三气而与痉证之属燥属热者同病，清润则碍寒湿之气，辛燥则增痉病之威，捉襟见肘，藩触堪虞矣。太阳刚柔二证治法，则为此种夹杂之病，开一法门。其曰刚者，太阳病发热恶寒无汗，麻黄证之简称也，与痉病无涉；其曰柔者，太阳病发热不恶寒汗出，桂枝证之简称也，与痉病亦无涉。此太阳病之刚柔证备，而兼见背反张、脚挛急、头摇、口噤之痉证，则当别出治法矣。刚证宜麻黄汤[299]。今兼见痉病，故易麻黄汤为葛根汤法，方中仍用麻、桂，太阳之刚症未去也；加甘、芍、葛根甘酸化阴、养荣舒筋，生津清热，治其兼见之痉证也。柔证之重者，桂枝证备，而见身体强几几者。宜葛根汤，乃兼见痉病，故易葛根汤为桂枝加栝蒌根汤〔249〕法，桂枝治太阳之柔证，其中甘、芍已能生津和荣，更主栝蒌根生津清热润燥为君，治其兼见之痉病也。若柔证之轻者，本宜桂枝汤〔242〕。倘兼见痉病，以此二方例推之，则辛温发散者当更减轻，而甘柔润养之品，当更加重，又可不言而喻矣。其意盖为太阳伤寒与痉病燥热二因不同，而症见一身者出一治法，非谓痉病本身有刚有柔，宜发汗、宜解肌也。发汗治太阳病，解肌亦治太阳病，与痉何与哉？以治言之，此缩一步法也，当用麻黄者，缩一步而为葛根；当用葛根者，缩一步而为桂枝加栝蒌根；当用桂枝加栝蒌根者，缩一步而为何方？书未明言，然举反三，要亦会心不（按一）。此法盖专二病相兼，二因不同之痉病而设，法中有法，法外有法。读仲景书，能于此等处探讨，弥觉有味。

或谓《内经》以痉属于湿，子言为燥病，不与经旨相反乎？曰：不能拘于字面呆解。《内经》谓痉属于湿者，与此不同，虽有体强项强，脚挛急之状，乃湿入经络，苔必白腻，脉必迟缓，筋脉不利，宜温燥通利，如近世湿痹强痛之类。无背反张，手搐逆，头摇口噤之恶象，证轻易治（按二），即吾谓六气皆能病痉者是，非痉病之主症。更有阳虚之痉，脉沉细或伏、四肢逆冷、便泻清水、形寒、面青唇白者。非用大剂参附〔200〕，不能挽回，若拘于润燥养荣，不啻南辕北辙。故曰知其要者，一言而终，不知其要者，至于无穷，吾国文学艺术，首重神明变化，运用灵活。有一定之规则法程者，必非极则，医学何岂不然乎！

【按一】 程师讲解时，谓可借用妇科清魂散[310]治之。

【按二】 程师讲解时，谓《易思兰医案》中治瑞昌王孙一例，用羌活胜湿汤[180]，治此甚合。其理谓太阳为寒水之经，项背属太阳经行之处，湿伤此经则作痉，故用“风以胜湿”法。可参看《易氏医案》。

第五篇 湿病解

湿病有在表、在里、在半表里之不同，治法亦有发汗、湿化、利小便之各异，证别方变，不可不察也。《金匮》湿病，重在肌表，故以关节疼烦、身体痛为主症。虽太阳伤寒亦有身疼痛之象，但只在表时为然，传变后则不复尔；湿病身痛，固始终如一也。况伤寒身痛，转动便捷；湿病身痛，转动烦重，更有不同之要征。故知身痛、身重、关节烦痛者，乃湿在肌肉、湿流关节，为湿在表分之主要见象，治宜发汗为主。若兼胸痞、胸满、苔白不渴、小便不利，乃湿在三焦，气为湿阻，气化不利，三焦不通，为湿在半表半里之见象。宜宣气利小便为主。上焦得通，中焦得运，下焦得化，湿无停留之余地矣。若腹胀足肿，食少不化，便溏肢冷，脉细沉迟，乃脾虚不运，土困火衰，湿浊停聚，阳气痞塞，为湿在里之见象，宜温经通阳、健脾化湿为主，火旺则能生土，土燥自能化湿，根本之治也。湿病不能出此三证范围，治湿亦不出此三法范围。惟各证每相因同见。故治法亦变化多端，错综同用，又未可如泾渭之判然也。

今试以经方证之：《金匮》湿证在表当发汗者有二方：麻黄加术汤〔300〕与麻黄杏仁薏苡甘草汤〔301〕。二方同为湿病发汗之剂，而有轻重之不同。麻杏薏甘，用药较轻，治风湿证之轻者；若麻黄加术汤，则性量俱重矣。二方均治湿病在表身疼痛，均能发汗，而发汗之中却有深意。观其配合，一则以半两之麻黄配一两之炙草，一则以四两之白术监二两之麻黄，其意盖欲其得汗而不欲过汗。以湿家本忌汗，纵有表实无汗者，只能使其汗出津津，不能使其如水淋漓，故两方之下，均有“温服取微汗”字样，取微汗者，不欲其大汗明矣。湿病发汗之法，以此为准。

若其人身疼痛而自汗出者，则发汗之法不适于用，宜改用“风以胜湿”、或“以皮行皮”法。风以胜湿者，羌活、防风、桂枝之类是也；以皮行皮者，苍术皮、茯苓皮、陈皮、海桐皮、五茄皮之类是也。更有汗出恶风、身重疼痛者，乃表阳已虚，湿留不化。发汗之品，固不可投，即风胜、皮行之法，亦相枘凿，又宜防己黄芪汤〔149〕法，益卫气以通阳化湿。服后阳气得通，如虫行皮中，微汗而愈者，乃湿在表分之虚证，与用麻黄二方者，一虚一实，遥遥相对。表实则用麻黄汤〔299〕，重则麻黄加术汤，轻则麻杏苡甘汤；表虚者，防己黄芪汤；不虚不实者，有风胜、皮行之二法。湿在表分、皮肤、肌肉、关节者，治法大致如此。宣气化湿，流通三焦，当为半表半里之确治。经方借用厚朴杏子汤〔223〕、茯苓杏仁甘草汤〔218〕、枳桔生姜汤〔206〕之类，轻苦微辛，均为的剂。下至近人之杏朴苓、三仁〔16〕、半贝〔118〕、枳桔〔205〕等法，亦从《金匮》化裁而来，有理有法，卓尔不凡。

湿在里者，分虚实二法：实则脾湿太过，土曰敦阜，宜平胃[81]、四苓[99]，以削有余；虚者脾虚不运，不能化湿，宜四君[98]、异功[144]以补不足。更有阳虚湿甚者，宜用附、桂等峻补命门真火，火能生土，火旺土燥，阳回则湿自除，此隔一之治也。表、中、里三大法既明，则其余可迎刃而解矣。

至其表、里二证同时并见者，当斟酌轻重，以定方针。若表阳虚而有风湿者，本有防己黄芪[149]法；若湿痹、阳虚、寒重者，外见身体疼痛、沉重之症，而有浮涩而虚之脉，又宜桂枝附子[250]法，以温阳、祛寒、化湿；若见大便溏泻，小便自利者，则脾阳亦虚，内湿不化，又当变桂枝附子法而为白术附子[109]法，以温经回阳，健脾化湿。始则表重于里，继则里重于表，一药之差，方法全变矣。设其人更见其身肿、骨节疼痛、汗出恶风、小便不利。则里证之中又兼表证，仍当合桂枝、附子、白术、附子为一方，属表里兼治之法，而为甘草附子汤[86]矣。括而言之，阳虚而有湿者有三大法：在表，宜桂枝、附子；在里，宜白术、附子；表里同病，宜甘草、附子。三方鼎立，明白通晓，简易可法。

更有一种头痛鼻塞、面目发黄而身不黄、腹中和、饮食自如者，乃寒湿郁于头中，局部湿病也。无须大方重剂，只以药纳鼻中，搐出黄水即愈。书未出方，即甜瓜蒂也，此法甚验，已效多次，盖亦简便可取之验方。身不黄、腹中和为此证眼目。身不黄者，湿不在身，只在头也；腹中和者，内无病也。内无病故饮食自如，湿在头故头痛鼻塞。内外推绎，乃能断为局部湿病，不必服药而误伐无辜，只用搐鼻去水之法．以治其局部可矣。若面目黄、身不黄，腹中不和、饮食不能自如者，则又非上法所能治，当按其胸，胸必痞满作痛，病必起于骤发，乃食滞阻于胃口，腐气上冲头部所致，谓之伤食急黄，宜香砂、枳、术[230]、保和[232]之类，以消宿滞，陈腐去则黄自退，与湿在头中者同中有异，故连类及之，以备参考。

附辨误："伤寒八九日，风湿相搏，身体疼烦，不能自转侧，不呕不渴，脉浮虚而涩者，桂枝附子汤[250]主之；若大便坚，小便自利者，去桂加白术汤[251]主之"。

二方方解用法，已详正文。今所辨者，其加术减桂之见证耳。小便不利，为膀胱气化不宣，桂枝通阳化气，故治小便不利，今小便自利，去桂当也。惟加白术以治大便坚，则期期以为不可，夫大便坚者，津燥便硬也，旧说谓加白术以滋大便之干，是白术为润药矣，白术性质为燥为润，初学医者类能道之，不必多为之辩。即使白术能滋燥生津，而方中之附子又将何辞以释耶？既属伤寒风湿之病，又有不渴之症，浮虚之脉，明系阳虚寒湿之体，故首方用桂枝、附子。转方去桂而不去附者，阳虚之体未变也，何以忽见津燥便硬？小便利者，津未干也，何以大便忽坚？既见津燥便硬，何以更用白术、附子？自相矛盾，莫此为甚。实则大便坚，应作大便溏。小便自利、大便溏薄，皆属脾阳不振，肾阳不足之见象。附子益火，白术温土，正系便溏、小便利，脾肾阳虚之治，如此则方证适合。舒氏注《伤寒》亦已言之，盖先得我心者也。

第六篇 暍病解

暍音谒，中暑之别称也。后世以动而得之为中热，静而得之为中暑，若此则暍为暑之异名，亦静而得之之病矣。考之《左传》有“荫暍人于樾下”之句，樾者林木荫深处也，行路之人，路受暑热，故荫于林下以避暑，是则为动而得之之病，以前论衡之，又当为中热之别名。《金匮》亦谓“太阳中热者暍是也”，论因相同。究竟暑与热有何区别？或以暑多挟湿，暍不挟湿为言；或以暑有阴症，暍无寒病为言。界限似易划分，然细考之，仍多罅漏。《金匮》指出，中暍有“夏月份冷水，水行皮中所致”之证，是暍亦挟湿，则上述暍不挟湿之论已不成立。至谓暍无寒病，固为的当之论。至于阴暑之名，古人驳之者綦众，即以通常文义言之，凡言暑者，如酷暑、暑热、避暑之类，均指热字意义而言。暑者，天之热气也，既为热气，即是热病。暑即热，热即暍，固一而三，三而一者也。是则暑暍之与，难言之矣。

吾尝谓中医之最难整理者莫如病名。一病数名，一名数称，初学之士，其不蹙额疾首者几希！皆缘著书者漫不措意，随意定名。若循名以求病，必多错误，欲救其弊，惟有以病求名，以证定法，为最适当。今试以暑、热、暍三字论之，暑字有二义：一为总称，二为独名。所谓总称者，暑行夏令，即知夏月时行之病均暑病也。以故暑月中湿者，即谓之暑湿；中热者，即谓之暑热；中寒者，即谓之阴暑。其所以必加暑字者，以夏月时行之病，虽有他邪，必兼本气，故必着暑字于上，以定为时令特有之病。阴暑之名，以暑之阴邪释之则不通；若以暑月之阴寒病释之，亦尚可解，且无其他较佳名词可以代此，故相沿仍其旧耳。所谓独名者，单指一病之病气而言也。有以暑指夏日热病者，暑为天之热气，人感之为热病，故以夏月时行之热病谓之暑；有以暑指湿热病者，长夏太阴湿土，少阳相火司令，天之热气下迫，地之湿气上升，人在气交之中，湿热熏蒸，人感其气，则当病暑，故暑必挟湿，是以暑指湿热言之，即《内经》“暑、湿、热三气合至而成暑”是也。有以暑指夏月阴寒病者，如动而得之为中热，静而得之为中暑，深堂大厦纳凉受凉，饮啖水果，因而致病，上吐下泻，四肢逆冷，谓之中暑，是以暑指阴寒病言之也。同一暑字，其指为总称者不言，即以独名者言之，已有阴寒、湿热之不同，自相矛盾，曷其甚欤，盖由于假借、指事之各异耳。其以暑作总称者，指一时之主气也，以暑指热、指湿热者，因其本气而推译其病气也；其以暑指阴寒者，假借之代名，毫无意义，不可为训也。热乃暑之一气（“暑湿热三气合至而成暑”），初不能与暑相对待，其中热与中暑相对而言者，乃著书者假定以中暑指阴寒，故以中热相对指暑热。若以病言，则暑能括热，热不能括暑，更不能成对待之名辞也。暍者。暑之互词，中暍即中暑，惟此中暑乃包括暑湿、暑热两气在内，非如“静而得之之中暑”耳。《金匮》于此较为明确：一则以太阳中热为暍，表示暍为热病也；又以太阳中热由于夏月伤冷水，水行皮中者为暍，表示暍为暑月之热病，暑中挟湿，暑湿并病，亦为暍也。虽寥寥二条，已将暑湿、暑热区别清楚矣，可以取法。

“太阳中热者，暍是也。汗出恶寒，身热而渴，白虎加人参汤[113]主之”。“太阳中暍，身热疼重，而脉微弱，此以夏月份冷水，水行皮中所致也，一物瓜蒂汤[1]主之”，暑热者，身热口渴，宜清暑；暑湿者，身热疼痛，宜去湿。故一用白虎[112]、一用瓜蒂，二方整然，湿热不混，法至清晰。其用白虎而加参者，以暑病形盛脉虚，形盛则热盛，热盛故身热口渴；脉虚则气衰，气衰故汗出形寒。暑月汗出如浆，阳气发泄，壮火食气，暑伤无形之气，故加人参以扶元气也。

“太阳中暍，发热恶寒，身重而疼痛，其脉弦细芤迟。小便已洒洒然毛耸，手足逆冷，小有劳身即热，口开，前板齿燥。若发其汗；加温针，则发热甚；数下之，则淋甚”。暑为热病，热胜则伤气；暑必扶湿，湿胜则阳微；暑必汗出，汗出则气衰。故暑病虽有湿热之形，必兼虚弱之象。以症言之，发热身热、口渴齿燥，热象也；身重疼痛，湿象也；汗出恶寒、手足逆冷、小便已洒洒然毛耸，气虚、阳虚之象也。以脉言之，弦细芤迟微弱，均为虚象。身有热病，脉现虚象，则为伤暑。是仲景所论，均从《内经》“形盛脉虚、得之伤暑”八字发挥者也。发汗则重虚其阳，而恶寒甚；湿针则重增其热、而发热甚；数下则虚其肾阳，致宣化不及而淋甚。知其所忌，即知其所取矣。暑热如是，则暑湿之渗利，尤伤阳气，又可不为之顾虑耶。后之学者，惟东垣深得秘传，清暑益气[309]一方，换凡骨有金丹，迥非但学兰亭面者可比。若徒炫清暑利湿，以治暍证，犹自以为法乳仲景，乃刻鹄画虎之流亚耳。

附：伏暑篇

《素问·热论篇》曰："先夏至日者为病温，后夏至日者为病暑。"温者蕴也，天无热令，人有热病，非其时也，其热或从冬伤于寒，寒蕴化热而来，故谓之温。若夏至以后，天之气热，地之气湿，湿热交蒸，则成暑热，暑者，时行之疾也。设或夏伤于暑，藏而未发，及秋感邪，内外引动，则成伏暑，较之夏日即病之暑证，尤为缠绵难治，故江南时师有"如油入面，能伏半年"之说。

凡治伏暑，少则论旬，多则论月，不以为怪。实则伏暑一证，虽属缠绵，苟治之得法，其愈亦速，非真有伏半年之事也，其延至半年者，皆治不得当耳。暑必挟湿，人所知也，三仁[16]、四苓[99]，方所习也，投之不效者，非不效也，以时师见伏暑发热壮甚，虽用苓朴，每畏其热盛伤津，每夹黑膏（香豉、生地）同用，不知伏暑与伏温不同，鲜地助湿，火被湿遏，热不能透，则辛温之药亦无功矣。又有因无汗而用柴、葛者，不知夹湿之证，重用辛温泄解，不杂滋腻，湿开则能汗出。伏暑与伤寒不同，何至用柴、葛解肌之品乎？虽有"暑当与汗皆出，勿止"之旨，意欲见其汗出勿止，不云发汗，而云与汗皆出。“与”“皆”二字，大有可思，盖以湿邪解散，自有津津汗出，此汗若出，断不可止，听其自出，所谓“与汗皆出”者此也。岂谓伏暑必发其汗哉！

夫暑者，乃夏至一阴生，其湿已动，斯时相火司令，天时酷热，地中秽浊因热蒸而上升，人在气交之中，其气触入口鼻，迷漫上焦；湿郁于内，不得流行；湿遏于上，火郁于下。若其人中阳素盛，湿浊未尝凝聚，时有汗出，逐日解散，自然无病；或其人中气素馁，或劳倦伤中，湿热易于内蕴。至秋受寒，新邪外引，内邪被动，而伏暑之证发矣。

以初起之病象论之，头重脘闷者，湿浊扰乱清空，清阳被蒙也。微寒发热者，外束新凉，与内邪战于募原也。舌上白腻满布者，湿浊之象见于外也。舌边红甚者，热甚于内也。若苔厚而舌本不红，乃湿重热轻也。伏暑初病在中上二焦，久则入下焦，而成难治之证。

叶氏治暑之法，初起用杏仁、象贝、蒌皮之类，开利肺经，流通上焦之清气；用藿香、佩兰、豆蔻，芳香逐秽，和脾化湿，而解浊邪。胸脘痞闷，用豆豉、山栀者，去其上焦之陈腐也。川朴、半夏、橘红每为君药，取其辛温胜湿，利腑气而疏腠理。佐以苡仁、通草、滑石、茯苓等，则淡渗湿热也。凡伏暑湿温重证，辛温开湿，温邪一解，火必上升而热重。初不喜饮，反加口渴；初尚形寒，反加壮热，转方自然病解，不可见其热甚口渴，而有惧心。用是治之，百不失一。历览各家治法，初起必先用辛温开泄湿邪，辛温之性，亦能开腠理而发汗，使湿邪内化而外解，郁火得以上升；旋用辛凉轻剂以清之；若外邪重而无汗者，重用辛温略兼开泄，湿邪解散，腠理疏通，自能汗出，固不必以柴、葛、羌、防伤其表也。伏暑为伏邪闭郁三焦、外受新凉而发。倘见其热甚而清火，见其无汗而发表，湿邪得清火之凉药而愈伏，外受之寒邪反有依附，内郁之火无从透达；更用辛温祛风药开其皮毛，发表之汗非湿邪外达之汗，徒伤津液耳。湿既未解，火已内炽，津液更伤，势必唇焦齿黑，舌干苔垢。不明其故，再用滋阴，或用苦寒，郁火逼极而入心胞，必见神昏谵语，至此而用至宝〔128〕、紫雪〔330〕、牛黄清心〔69〕之类，芳香逐秽。通神明而开内闭，轻者或可挽回，湿邪胶固深重者，每成不救之证，此误治之所致也。

【按】　伤寒阳明病，首重存阴，热病最伤津液，治湿尤以存津液为急务。惟暑热不然，暑病之存津液，不以滋养津液为务，而在先用燥湿，湿化则火不郁，火散则津液自然不伤，用燥药时已寓存津液之意。即令津液已伤，湿邪未化，犹当双方并顾，不能纯用滋阴之品。何则？燥从湿化，湿为真湿，燥为假燥。甘寒之品，复以苦寒，佐以苦辛，方为合法。若初起湿热并重，温燥难进者，可用芳香、甘淡之法，芳香化湿，甘淡利湿，且能不碍暑热之邪，法至佳也。更有阴虚之体，湿胜于火，得凉药而成痢者；湿遏热伏，火不能上达，转从下逼也。若先去湿邪，使火邪上透，津液不伤，乌得内陷，又安能成痢乎！若不痢而转下痢清稀者，湿胜阳微，恐成虚脱。当从阴暑例而进温阳化湿。清润之剂，尤为戈戟矣。

第七篇 百合病解

仲景以百合治百合病，专方也。《本经》（《神农本草经》）“百合除邪气，利大小便”。百合病证象变幻不一，而小便黄赤一症则有定，仲景于至无定中求其有定者，以立诊治之准，此百合病所以必用百合也。百合病重在小便，故于头痛、头淅淅、头眩诸证，可以卜愈期者，皆于小便时诊之；“每溺时头痛者，六十日乃愈；若溺时头不痛，淅然者，四十日愈；若溺快然，但头眩者，二十日愈”。凡疑难证皆可学此为诊断法。

夫古人至奇之法，实有至常之理，后人泥于百合补肺之说，因以“肺朝百脉”为之解。不知百合病不独邪热伤肺，尤伤脑府，肺气上通于鼻，而达于脑；肺藏魄，肺气热则魄不静，魄不静则醒如神灵（与肝不藏魂之梦多纷扰可以互证）；肺为水之上源，肺热则小便黄赤。病深者头痛，邪热由肺移脑，扰乱神明，故其病剧伤脑；轻者但头淅淅；最轻者但头眩耳。余邪逗留，血气不润，上为头痛，下为小便赤，故是证每起于病后。“意欲食，复不能食，常默然，欲卧不能卧，欲行不能行；饮食或美时，或有不欲闻食臭时；如寒无寒，如热无热；口苦，小便赤，诸药不能治，得药则剧吐利，如有神灵者；身形如和，其脉微数”。此所云欲食、欲卧、欲行，皆谓其无大邪之抑，正气有时得伸也；复不能食，恶闻食臭，及不能卧、不能行者，谓其气复不伸也；如寒如热者，肌腠不和而气血滞涩也；无寒无热者，余邪不能作势也；口苦者，余热余湿未清也；得药反吐利者，胃液未充，不胜药力也；脉微数者，微为气血少，数为余热留也。总之，百合一病，热伤肺阴，延及脑府，见征于膀胱，故见症如神灵，而断病在小便与头痛也。

其治法专以滋润为主，故《金匮》诸方，重百合养阴、清热、利小便为君；加以生地汁、鸡子黄，津血并润也；知母、滑石、清利湿热也；赭石降气除邪，下肺气而逐热也；变渴而栝蒌、牡蛎，苦寒咸寒以生津液也，其滋润一法，始终不除，故百合始终不废。大抵正虚邪留之时，攻则伤正，补则碍邪，惟有滋润养正、甘淡利邪，庶邪去而正不伤，为病后阴虚余邪未尽之妙法。其取乎润者，与妇人门之脏燥，有异曲同工之妙，读者宜互证之。

第八篇 疟病解

“阴气孤绝，阳气独发，则热而少气烦冤，手足热而欲呕，名曰瘅疟。若但热不寒者，邪气内藏于心，外舍分肉之间，令人消烁肌肉”。“温疟者，其脉如平，身无寒，但热，骨节疼烦，时呕，白虎桂枝汤〔114〕主之。”

按第一条旧释，均以“名曰瘅疟”句为一段，误也。瘅疟本系但热不寒，若以瘅疟为一段，则下句“若但热不寒者”是指另一种瘅疟，而上段所述之瘅疟并非但热不寒矣，则“阴气孤绝，阳气独发”二句，何所取意？各家注释，于文中之“若但热不寒者”句，均不能得圆满之解释，或改“若”为“其”字，以求承上接下者。或添作“若欲知其但热不寒之所以然者”，终嫌勉强附会，原非本意。其实照文意观之，当以“若但热不寒者”句为第一段，“若”字作“似”字解，则通顺矣。其意盖谓阴气孤绝，阳气独发之瘅疟，论其形症，有若但热不寒之温疟，论其因治，却不同也。如是，一字不易而略改句读，个中理论便彰然明显矣。

《内经》论瘅疟有二：一、“阴气先绝，阳气独发”。其文与《金匮》同，当是《金匮》所以出也。二、“肺素有热、气盛于身，复感风寒，舍于分肉，发则阳气盛。其气不及于阴，故但热不寒”。此《金匮》所无也。《金匮》引《内经》之文，并无一语发明，而割裂全篇，并其固有精华亦丧失之，殊不足取，岂原文不如此，而编者之缺耶？

温疟者，《内经》有云：一、“先伤于风，后伤于寒，故先热后寒，名曰温疟”。二、冬中于风寒，藏骨髓，春不能出，至夏而出，病藏于肾，从内出之于外，气出阳盛则热，气入阳虚则寒，先热后寒，亦名温疟。二者均与《金匮》不同，以《内经》之温疟，系指先热后寒者言；《金匮》之温疟，则指但热不寒者言也。两相参证，《金匮》之论温疟，曰：“其脉如平，身无寒，但热，骨节疼烦，时呕”。虽不形寒，而骨节烦疼，亦系表有寒之象。且其治方用白虎加桂枝，白虎[112]清里热，桂枝祛表寒，明系外寒内热之治，则知《金匮》温疟虽系但热无寒，其中却有里热表寒之意在。与《内经》之“夏伤于暑，秋伤于寒”之温疟颇能相通，论治而桂枝白虎[246]一方，亦可相因同用矣。且桂枝白虎一方，不但能治温疟，亦能治瘅疟。《内经》论瘅疟有属“肺素有热，复感风寒，藏于分肉”者，分肉为卫气所舍，风寒伤卫，素热伤肺，用桂枝以通卫祛寒，用白虎以清肺治热，方极恰切。故吾谓桂枝白虎一汤，非但能治温疟，且能治瘅疟，此二证实相仿佛。或谓《内经》之瘅疟，即《金匮》之温疟，其言甚可思也。

若“阴气孤绝，阳气独发”者，自非桂枝白虎所能治。治疗如何？二书所述均未及此。然即以此八字求之，非用启玄子“壮水之主，以制阳光”之法不可。不壮其水，纵寒其热，则阴愈竭而阳愈盛，必致消烁肌肉，而为消瘅。古人以消、瘅同言，即指此也。若《内经》所谓冬中于风寒，舍骨髓，春不出，至夏而出之温疟，则为伏气温病之剧候。与经文“冬伤于寒，春必病温”，“先夏至日者为病温，后夏至日者为病暑”，同一病理，惟一轻一重耳。王孟英谓伤寒有五，疟亦有五，此温疟即伏温化热之变也。以证立论，当纯热无寒，其先热后寒者，盖阳盛则热，热极则汗，汗出则热解，热解之后，腠理因汗出而空虚，在表之阳气暂衰。故热后恶寒，谓之阳虚，虚者因汗出而虚其在表之阳也。经未出方，治有数法，而以清透伏热，引阴出阳为最要。以此证之邪藏于肾，寒气客于骨髓，郁而化热，肾主骨，为少阴之脏，热在少阴之脏，热伤少阴之阴，非育阴清热不可；病藏于肾，气从内出，穷源之治，非透少阴之伏邪不可；况火从郁化，“郁者达之”，经有明训，可无疑议。治此温疟：如鳖甲、青蒿、地骨皮、知母之清透少阴伏邪；牡蛎、龟版、元参、麦冬、阿胶之滋养少阴阴液，均必需之品。火邪甚者，或加柴胡以达邪；恶寒甚者，或佐芪、桂以益卫。证合方宜，效如指掌。昔叶天士治疟不用柴胡，而以鳖甲青蒿〔358〕代之，即是此意，亦即治此种温疟之妙法也。

此温疟之病理，似乎与瘅疟阴气孤绝、阳气独发者同为肾病，有点雷同。实则不同。其分别之处，以瘅疟阴气竭绝，水干火旺，阴不配阳，阳气独发，阳盛阴虚，阴虚生内热。此热也，乃脏气变化而生，气不及于表，故但热不寒，治以壮水制阳为主。温疟虽亦为肾阴不足，然其热也，乃由伏邪蕴化而来，邪盛则热，邪退则寒，故先热后寒，治以透邪为主。纯虚或夹实，无邪或有邪，差之毫厘，谬以千里，似同实异，同中有异，在乎临证者之细心考察也。《金匮》以温、瘅二证并言者，以二证症象每多相同之处。恐有误认，故特为提出，曰：温疟但热，瘅疟亦但热；温疟时呕，瘅疟亦时呕。惟瘅疟热而少气、烦冤，温疟热而骨节烦疼，此即分别二证之眼目也。壮火食气，气不足以息，故曰少气。烦冤者，即烦躁也，烦属心，躁属肾，烦躁并见，则为心肾阴亏有热之象，见此症象，便知阴气孤绝，阳气独发，而为瘅疟。若不见少气烦冤，而见骨节烦疼，则知里热表寒，非瘅而温，当用桂枝白虎汤法矣。冶《金匮》、《内经》为一炉而归纳之，则可得数解：瘅疟有二：一为阳盛阴虚，水亏火旺，当用壮水制火法；二为肺热外寒，当借用桂枝白虎法。温疟有三：一为但热不寒，骨节烦疼，当用桂枝白虎法，即《内经》之后一种瘅疟也；二为先伤暑热，后感秋凉，先热后寒，亦当用桂枝白虎法；三为伏寒化热，病出于肾者，亦先热后寒，《经》有论无方，当育阴透邪，拟用鳖甲青蒿法。以上数法，除其相同者言之，则得三法：一曰壮水主、制阳光；二曰疏表寒、清里热；三曰育阴液、透伏邪。一则纯以虚治，二则纯以实治，三则虚实并治也。

“疟多寒者，名曰牡疟，蜀漆散[343]主之”。按：牡当作牝，牝者阴也。《内经》以肺脾肾三阴为牝脏，故《金匮》以寒多者为牝疟。诸本凡“牡疟”者，均应为“牝疟”也。然《内经》有寒疟，而无牝疟，其论寒疟也，曰：“夏伤于大暑，其汗大出，腠理开发；因遇夏气凄沧之水寒，藏于腠理皮肤之中；秋伤于风，则病成矣。此寒者阴气也，风者阳气也，先伤于寒，而后伤于风，故先寒而后热也，病以时作，名曰寒疟。”其见证虽曰先寒后热，亦必寒多热少。何以言之？以寒为本也，凄沧水寒之气为本，秋伤于风为标，病属寒多，故曰寒疟。寒疟其证，夏伤水寒，由腠理皮肤而内薄，浅则横连募原，深则内薄脏腑；水寒之气，既已内薄，秋邪复乘虚而入，客于分肉，与卫气并居，内外合邪，是以病作。是疟也，非疏邪之剂所能尽解，以其有根也。其根则为水寒，水寒之气留恋募原三焦，轻则未凝成饮，重则凝结成痰。《卫州书》（此书待考）曰：“疟多寒者，痰多也。”痰为水类，能遏绝阳气于里，不能外达，故寒多不热，热亦不甚。以祛痰为主。《金匮》治牝疟多寒，用蜀漆散，即祛痰之方也，与《内经》之寒疟互相发明。惟《内经》寒疟祛寒饮于内，以杜其根，然须佐以疏解风邪之法，以免内外合邪也。若《金匮》牝疟，则以蜀漆为君，劫痰祛饮为法，佐以云母升阳，龙骨镇逆，痰水得祛，阳气得升，心神得安，则寒多自去矣。蜀漆散者，纯为治内之剂，疟之属于痰水者宜之。若《内经》寒疟，需表里并治，以蜀漆散广之，可借用桂枝去芍加蜀漆龙骨牡蛎救逆汤[243]。桂枝祛风治表，蜀漆劫痰治里，佐以龙牡，庶劫邪而不伤正，亦合方也。《外台》牡蛎汤[167]用麻黄解表，蜀漆化痰，牡蛎重镇以和蜀漆，且能软坚，亦治内有水饮，外受表邪之牝疟，与此同意。

若伤寒转疟纯属表邪者，其治较易，因无痰水之根也。《外台》柴胡桂姜汤[260]“治疟寒多，微有热，或但寒不热者”，即是表邪传并少阳之寒疟。方中栝蒌、黄芩与姜、桂并用，寒热合治也。寒多、但寒者，宜减栝蒌、黄芩，或用柴桂各半汤〔259〕亦可。统而论之，牝疟寒多者，其别有三：一为痰水内结，心阳不舒，宜化痰水，通心阳，病在内，纯治内也；二为伤寒太阳寒邪，传并少阳为病，宜疏邪祛寒，病在外，纯治外也；三为寒水内蕴，新寒外表，宜化痰水治内，疏表邪治外，病兼内外，故内外并治也。《内经》《金匮》之论牝疟、寒疟，不出是三者矣。

“病疟以月一日发，当十五日愈；设不差，当月尽解。如其不差，当云何？师曰：此结为癥瘕，名曰疟母，当急治之，宜鳖甲煎丸〔359〕”。此论疟母之治也。其云以月一日发者，乃假定以某月一日为标准，非谓疟病必于月一日发也。伤寒外感，以七日为一候，一候不愈，则病必二候始解。疟之为病，其行也缓，故以二候为一候，一候不差，则当两候，假定以月初一发，当十五日愈，若不差，必再十五日，至月尽乃解。如再不愈，则其疟有根，非去其根，疟必不止，即当问病人少腹两旁、胁下可有痞块之类。时有时无者为瘕，其根犹浅；常有不动者为癥，其根深固矣。疟母之成，由于伏邪痰瘀凝结，疟邪不解，由经及络，邪痰挟瘀血凝于大气难到之处，荣卫气行，相遇则发。故其热必以疟母所结处起，细心诊察，自然可得。

鳖甲煎丸方中，用药甚杂，挈其纲领言之，则参、阿、姜、半、柴、芩、桂、芍为一类，扶正达邪，调和营卫，即小柴〔50〕、桂枝〔242〕二汤之法也；葶苈、射干、厚朴、海藻、大戟、蜂房、赤硝、石韦、瞿麦为一类，泄气化痰，软坚利水之法也；鳖甲、䗪虫、鼠妇、蜣螂、桃仁、丹皮、紫葳为一类，搜邪通络，破血祛瘀之法也。合扶正达邪、祛瘀通络、化痰泄气三法为一方，则为鳖甲煎丸。疟母由久疟而来，正气必虚，故治之以扶正达邪；疟母由痰瘀所结，故治之以化痰破血，方证极合，成效亦著。方中多用异类虫介动物者，取其灵动，入血走窜，破结消坚，与大黄䗪虫丸[38]法同意。惟以经验言之，此丸去癥结极佳，扶正气不足。久疟正气虚甚者，纵有疟母，若纯用鳖甲煎丸，非但不能消结，且有伤正减食之虞，宜以益气调营扶正之品为汤，送下鳖甲煎丸，或朝汤暮丸，或汤丸间日均可，虚实兼顾，方有力量。且气血一旺，自能消痞，不独治疟也，凡虚人有痞积者，均当以此为法。

“师曰：疟脉自弦，弦数者多热，弦迟者多寒。弦小紧者下之差；弦迟者可温之；弦紧者可发汗、针灸也；浮大者可吐之；弦数者风发也，以饮食消息止之。”此总论疟证脉法之大要及治法也，举凡寒、温、汗、吐、下、和、针灸、食治之法，无一不备。观此一条，即知前人所谓“疟病只宜和解”之谬。盖无论何证，苟有汗吐下之症在，即有汗吐下之可能，但见何症，便用何药，疟无正治，有活法，无死法也。

前人谓疟脉自弦，故疟为少阳之证。少阳忌汗、忌吐、忌下，此并三法用之，岂非仲景之误欤？实则弦脉初不必定指少阳而言，疟属少阳者固多，不属少阳者亦不少。瘅疟肺素有热，复感风寒者，便不属少阳；牡疟多寒者，亦不属少阳；温疟邪舍于肾者，尤与少阳无涉，若以少阳二字为方便门，则治疟之法太简易矣。其云疟脉自弦者，非必少阳病，少阳病不过其一耳。病在血分者脉亦弦，内有寒者脉多弦。即在少阳者，亦非专指少阳经证。《内经》谓疟藏于风府，横连募原，募原即三焦，疟邪在三焦者最多，故人多以疟属少阳，实则三焦为少阳之腑，故有行气泄水、劫痰通络、汗吐下之可能，非若少阳经证之只宜和解者可比。且疟脉亦不必尽弦，“温疟者其脉如平”，非仲景原文乎？若疟脉必弦，何以处此。故云读古书当自意会，若必拘泥于句下，难乎为继矣。

至其所云迟、数、浮、紧之脉，汗、吐、温、清各法，均为正鹄，可法可从。惟“小紧可下”一条疑有歧义。疟病可下者甚少，伏邪乃无形之气，不可下也。痰伏募原虽有形，募原近上者可吐，脉浮大者为邪痰在上之象，吐其痰则愈，因其浮上之势而越之也。近中、近下者只宜消导泄化，不宜攻下。疟可下者，惟食疟耳。《金匮》宿食门中，脉紧者可下，乃沉紧之脉。若浮紧则当发汗、温针矣。今云小紧，此小字非微小之小，万坚实之小，即短小精悍之义，且其中含有沉意，何以知之？于下文“浮大者可吐”一语知之，吐与下是对待字，小与大亦是对待字，浮大在上当吐，小紧在下当下，故知小紧必沉小坚实，方可云下耳。脉滑为阳，下之宜凉；脉紧为阴，下之宜温。即知此条言下，必疟夹寒滞宿食者，故用温下行滞法。再当验之于腹，痞、满、胀、痛、拒按诸症悉具，脉见小紧，乃行温下之法，否则便伐无辜矣。缪仲醇治一人疟发欲死，诸方不敢，解衣按之，至脘下偏右大叫痛，询之，为食肉而起，因以矾红丸〔183〕下之，黑粪数行而愈，即是此证，非尽人可用也。

弦数者风发一条，嘉言解之最精。前既云弦数者多热，而复云弦数者风发，可见多热不已，必至热极生风，胃液损耗，液愈亏而风愈炽，此未可徒求于药，须以饮食消息，止其炽热，即予五汁饮、梨汁、蔗浆生津止渴之属，正《内经》“风淫于内，治以甘寒”之旨，亦即温疟、瘅疟之末一步治法也。《金匮》论疟，已尽于此，其有不足者，当以《内经》补之。

《内经》之论温、瘅、寒疟也，已附见于前矣。至论疟之大法，则当从“夏伤于暑，秋必病疟”二句为主旨。盖疟之成也，必有远因，疟之发也，必有近因。《经》谓“夏伤于暑，热气盛藏于皮肤之内、肠胃之外，此荣气之所舍也”。可见夏伤暑热，热伏荣分，为疟之远因也。热邪伏荣，逼液作汗，故令人汗出毛孔疏，腠理开发。及乎秋月，或因汗出以遇风，或因汗出以沐浴，水气藏于皮肤，与卫气并居，而疟发作，是秋伤风水袭于卫分，为疟之近因。此夏伤于暑，暑热伏荣之远、近因也。若夏伤于水寒之气，秋伤于风者，水寒之气伏于卫分，由腠理而内薄三焦者，与上述夏伤于暑热、伏于营分不同，一则伏卫恋膈，久则凝痰；一则伏荣入络，久则成瘀，疟母痰瘀之来，正由此也。若伏邪内。薄脏腑，道远气深，不得与卫气相合。则为间日疟；邪伏三阴，则为三阴大疟，三日而作，最为缠绵难治。若日作日宴者，乃邪气客于风府，循膂而下，日下一节也；下至骶骨入脊，注于伏膂之脉，其气上行。故日作日早也。此《经》论日作、间日、日早、日宴之原因，虽不必尽从，亦所当晓。大概日作轻，间日重，三日尤重；日早轻，日宴重；散乱无时者轻，依准时刻者重，则为一定不易者也。

《内经》又有“刺疟篇”，分五脏疟而刺之。其刺疟也，必从将来将去时，疟正发时不可刺，《经》云：“当此之时，良工不能止，必须其自衰乃刺之”。“无刺熇熇之热，无刺浑浑之脉，无刺漉漉之汗，故为其病逆，未可治也”。颇可借为用药之例。昔子和治疟，百法不瘳，考之于书，有曰：“疟之始发，必从四末而起，坚束其处，刺之出血乃已。”依法行之，一刺而愈。噫！何刺法之神妙乃尔耶？

第九篇　中风病解

中风病为杂病中复杂多变之一门，以病名言，即有真中、类中、内风、外风、非风、风懿、风痱、偏枯、寒中、热中、漏风、偏风、脑风、首风、泄风、风痹、气中、火中、痰中、脏腑之风、经络之风等等，指不胜屈。各家论说纷纭，方书汗牛充栋，学者对之，每有无所适从之憾。今以“中风证历代学说之变迁”、“中风证外风与内风之辨”、“中风证与暴脱、暴厥之别”，分三章而论之，并撷《金匮》前、后各家学说，以相引证，其有不及，愿俟来者。

一、中风证历代学说之变迁

中风为风病之一，风为百病之长，善行而数变，内外上下无所不至。《素问》有风论，详论风之各病，如寒热、热中、寒中、疠风、偏枯、偏风、四时中邪、脏腑之风、脑风、目风、首风、漏风、内风、泄风等等。又如《灵枢·邪气脏腑病形》所谓风邪中于面则下阳明、中于项则下太阳、中于颊则下少阳诸条，病虽因风，而实非中风之病也。若《素问》：“内夺而蹶，则为瘖痱，此肾虚也。”又“痱之为病也，身无痛者，四肢不收，智乱不甚。甚言微，知可治；甚则不能言，不可治也。”是瘖痱乃少阴阴精内夺，阳厥于上，阴竭于下，为热病之变症，虽似中风，实非中风，即后世内风、非风之滥觞也。以上均与中风之象不合。《内经》所论与中风相合者，惟偏枯一病，口眼㖞斜一症而已。

《素问》："汗出偏沮，使人偏枯。"《灵枢》："虚邪客于身半，其入深，内居荣卫。荣卫稍衰，则真气去，邪气独留，发为偏枯。"照其文意，偏枯乃正虚气血不足，风邪乘虚而入所成。《灵枢》："颊筋存寒则急，引颊移口；有热则筋弛纵，缓不胜收，故僻。"据此，口颊㖞僻一症，为阳明局部之筋病也。总之，偏枯、㖞僻皆为中风，偏枯乃正虚邪留而有虚实二候；㖞僻乃局部筋病，而有寒热二因，是则《内经》之言中风，不独外因，而兼内因；不独寒证，而兼热证；不独实证，而兼虚证矣。

"夫风为病，当半身不遂，或但臂不遂者，此为痹，脉微而数，中风使然"。"寸口脉浮而紧，紧则为寒，浮则为虚，寒虚相搏，邪在皮肤。浮者血虚，络脉空虚，贼邪不泻，或左或右，邪气反缓，正气即急，正气引邪，㖞僻不遂。邪在于络，肌肤不仁；邪在于经，即重不胜；邪入于腑，即不识人；邪入于脏，舌即难言，口吐涎。"《金匮》之论中风，基于《内经》，而有所阐发。《内经》谓偏枯乃正虚邪留，《金匮》则以微数之脉应之，微者正气虚，数者邪气胜，此与《内经》之意相合，盖二者均以正虚风中为其病机也。《金匮》进而论偏枯之证，谓非伤荣血，即伤正气，故当半身不遂。其辨证则分中络、中经、中腑、中脏四法。中络者，肌肤不仁；中经者，身体偏重不遂；中腑则滞九窍而不识人；中脏则舌瘖难言，唇缓吐涎。由浅入深，由轻入重，按症求病，病无遗形。《金匮》又论及"但臂不遂者，此为痹。"其病因亦系正虚邪风入中所致，痹者，闭也，乃一节之气闭而不仁，与偏枯轻重不同矣。

《千金·诸风篇》转述岐伯四证：偏枯、风痱、风懿、风痹，均与《内经》相仿佛。以治法言之，《灵枢》治祸僻一证，以桑钩[注一]去其风；马膏[注二]润其拘急；以桂酒[注三]刺激其缓，使之收缩，纯以辛温发散为其主法。及至《金匮》、《千金》，则方中每于辛温发散、甘温补中内加入清热滋荣之品，如侯氏黑散[233]、风引汤[77]，可见其外风之说虽本于《内经》，而制方已有变化，盖亦不复坚信以辛温发散、甘温扶中为中风之唯一治法矣。

金元时期，东垣、丹溪、河间各出新解。丹溪以中证必痰涎壅塞，且患中者必体丰，体丰必多痰，故以治痰为主；而瘦人无痰，患中者百不得一也。左不遂为兼血虚，右不遂为兼气虚，明白了畅，最受欢迎。然用之多不效，张石顽曾言之，信也。东垣以中证每起于中年之后，少年气盛者无此病，《内经》所谓"年四十，阴气自半。起居衰矣。"阴盛阳衰也。又以中证每起于体肥之人，体肥者，阳虚气虚；而瘦人多火气盛者，难逢中风之病也。以气虚为主，风痰为标，其不能取效，与丹溪同。河间谓五志过极，皆从火化，将息失宜，心火暴盛，气火厥逆而上，肾阴衰耗于下。火之有余，水之不足，宜壮水制火，泻南补北，如肾阴肾阳俱不足者，则当阴阳并补。三说之中，此为最胜。虽不免大纯小疵，然开辟草莱者，目难尽宫室之美，不事苛求，则刘氏之说，诚为佼佼独出者矣。

后有论著，多不出三家范围。其较著者，明代如薛立斋重扶正气，助以化痰祛风，重用人参，多至数两，加入化痰祛风剂中。意谓正气一旺，自能痰行风祛，中证可痊。若徒用攻劫，风痰虽除，而元真已脱，此乃一隅之获耳。喻嘉言则谓当以风为本，以三家火、气、痰之说为标，风以引起火气痰，当祛风为主，而佐以清火、调气、行痰之治，模棱之说，无可适从。张介宾、赵养葵二家，倡导非风之说，从刘氏心火暴盛、肾阴耗竭之论而光大之，纯用壮水熄火定风之治，其理论已由外风而转入内风，与河间之说相互发明。惟方药多用滋腻补剂，非特气虚痰多者有所不当，即阴虚火盛生风者，及至风火上煽之时，亦必挟痰上逆，滋腻固补，终非所宜也。

清代学者，仍守风自外来旧说者，虽不乏其人，而叶桂、吴瑭、章楠、雷丰诸家，则均进而有所阐明。其中尤以叶、吴二氏为最，其于中风证，取张、赵二家之长，合之河间，原于《灵》、《素》，取长补短，而定育阴潜阳、平肝熄风各法，用药补不尚敛，滋不取腻。如《临证指南》诸证，《温病条辨》各方，斑然可考。以此为主，而于外风气虚阳弱痰多者，亦间及之。主客整然，方治俯拾即是矣。

近人张伯龙氏，于中风一证，颇有心得，从《内经》“气之与血，并走于上，则为大厥”一语发挥，谓中风一证，均由阴液耗竭，气火内盛，陡然上冲，血随气上，冲击于脑，灵明失用，骤然昏仆。治法当先平其上逆，逆者下则昏仆自醒，故分重镇、清滋、腻补三法。先以重镇，平其逆上之气火，其用药取兼不取独，举凡金、石、介类，兼收并用，以平其冲激之势，上者下之也；次则清滋，中风虽由于上逆，然上逆之源，由于气火，而气火之来，由于阴虚，故当以滋阴清火为法。中风骤发之时，必有痰涎壅塞，阴药多腻，恐其助痰增火，故取清滋之品，生津清火，以清其气火之源也。气火已清，冲激既平，当用血肉有情、重质厚味之腻补之品，养阴恋阳，固精益血，以图其本。

综此，《内经》以偏枯为正虚邪留，瘖痱为内夺而厥，为后世外风、内风之发源。由秦、汉以迄唐、宋，论多侧重外风，方则已有兼治内风之意。自金、元以至明、清，论虽转重内证，而治犹多偏于气、火、痰等副因。及至近代张伯龙氏，衷中参西，不囿故步，而中风之理论始得大明，治法益趋完备。医药与时代之变迁，本大有关系，今特述一证之大概耳。

二、中风证外风与内风之辨

（一）外风

1. 真中风　既名曰风，断不能离去风字；既名曰中，断不能由内而生；既为中风病，当非中于外来之风不可。一切似风非风、似中非中者，均不能以中风名之，均不能以祛风治之。《甲乙经》论暴厥、昏仆、卒死均属之中风，乃混内外风为一。《金匮》所言中风，亦将内厥之病状列入，今当为厘定，凡诸种种均是内风，与中风无涉。真中风之候，今极罕见。史载戍卒有一夕为风吹死者，或头偏、口眼移位者甚多，此即真中风也，国内则少见矣。缪希雍谓西北土地高寒，风气刚猛，真气空虚者猝为所中，中脏则死，中腑成废人，中经络者可调理疗治。其药以续命[注四]，麻、桂、乌、附、羌、独、南星、白芷之属为主。大江以南，风和地温，绝无此病。此说甚是。当今之时，荒僻渐得开拓，风气日益流通，此中脏证罕见之故也。或有体壮气实毫无疾病者，忽然野外遇风，而即口喎眼僻，面色改变者，亦系真中，已为百中难一；若骤仆、卒死，则更稀有，此言真中风之的证也。又若《伤寒》之中风，亦不得谓之中风。后人以加减续命[注五]治中风外有六经形证者，虽有外风，乃伤于六淫之风，与此中风名同实异，不能混一而谈也。

2. 偏枯　偏枯，即半身不遂也。昔人指为中风之一证，谓由正虚血气衰，邪风入中而来。其言风也，似与偏枯之名有背，实则《经》论乃言偏枯之因，偏枯则其已成之症象耳。丹溪倡左血右气之理，嘉言以阴阳相通，气血贯注驳之，读者称善。嘉言譬之树有偏枯者，同出一本，其一枝憔悴欲死，其一枝则青葱条达，荣茂可爱，树有偏枯，人亦有偏枯，理盖同也。偏枯之证，限于半体，而非半截，亦犹乎树有半体枯者而无半截枯也。枯者干萎之谓，其初，亦系半体经脉偶有所阻，气血不得流通，筋骨失养，肌肤无泽，半体枯槁，遂成偏枯（见之笔记，昔有患偏枯者，犯罪腰斩，其偏枯之半体色黑，中分如界，由此可证其说矣）。

其所阻之因，虽不尽同，然总不出风、寒、痰、瘀数种。于其始病之时，枯者尚未全枯，急当去其所阻，以疏导流通气血之路。古方指迷茯苓丸〔226〕、竹沥达痰丸〔136〕、礞石滚痰丸〔356〕，乃治痰阻经络之方也。大活络丹〔32〕、小活络丹〔49〕乃统治风寒痰瘀阻塞经络之方也。独活寄生汤〔236〕、史国公酒〔104〕、三痹汤〔23〕、天麻酒〔57〕、虎骨四斤丸〔185〕，乃治风寒阻塞经络而佐以养荣活血之方也。总而言之，均为风寒痰瘀阻塞经络将成偏枯之治法，并非既枯之后所能取用之方。偏枯既成，惟有滋补气血、柔养筋骨一法耳。若复恣用辛燥走窜，攻劫克伐之品，则气血更虚，经络更燥，其未枯之半体亦将受其祸矣。过者不及，来者可追，亦防患未然之意。

3. 风痹　四肢痹痛，手足麻重，举动不利，系由风寒湿邪痹着筋骨、经络，营卫不得流通，即《金匮》“或但臂不遂者此为痹”及“邪在于络，肌肤不仁；邪在于经，即重不胜”之症也。亦系外中于风，为临证最多见者。治当扶正和营卫，祛风散寒湿，如黄芪桂枝五物汤〔285〕、蠲痹汤〔360〕之类是也。

（二）内风

《内经》有“诸暴强直，皆属于风”，“诸风掉眩，皆属于肝”之论。肝肾阴虚，虚风内动，气火上冲，激犯于脑，则成内风。其因为内动之风，而非外来者，故病名内风，即《内经》气血并上之大厥，亦即后世所谓类中、非风等病也。

1. 闭脱之分　内风之作，有闭脱两证。阴分之虚有微有甚，气火之焰有重有轻，阴虚之未甚者，木火之势必盛，痰随气升，多为闭证。目定口呆，牙关拘急，痰声曳锯，气粗息高，面赤唇红，脉息洪大，皆为闭证之确据；阴虚已甚者，则木火之焰必微，痰气内结，猝然昏厥，多为脱证。目合口开，气息微续，昏倦无神，面色皖白，痰声隐约，脉息细微，皆是欲脱之显象；其尤甚者，则脉伏不见，自汗如油，肢冷面青，撒手遗溺，更是极危之症候矣。陆定圃谓闭证亦有目合遗尿，神昏身僵者，然必口噤手挛、气粗脉大；脱证亦有痰鸣不语者，然必肢冷汗涌，便遗脉虚。疑似之间，尤当细审。

内风之治，前已分潜镇、清滋、腻补三法。至于闭脱之治，复如下述。闭证宜开。惟开亦有其法，一切芳香走窜，如牛黄清心〔69〕、至宝〔128〕、苏合〔162〕之类均不相宜，以内风之证系由气火上升，冲犯于脑，再用香窜，是助其升浮之焰矣；内风本宜潜降，但为痰涎壅塞，药无下行之路。故不得不暂用开通之药，开其痰闭，如尤氏八法开关一门，但取白矾散、稀涎散〔332〕、通关散〔271〕、胜金丸〔237〕各方，而不用脑、麝，深得此旨。可以率从。凡属闭证，先开其闭，随即用大剂潜镇，平其上逆之威；上逆既平，痰涎已化，再用清滋之品，清其气火，滋其阴液；腻补之药，非至最后时期不可妄用。脱证宜固。内风之本，由于肝肾阴虚，阴虚不能恋阳，孤阳浮越，则为脱证，宜用大剂养阴敛阳，潜阴镇固，如生脉〔108〕、黄连阿胶〔281〕、三甲复脉〔17〕、大定风珠〔29〕、小定风珠〔46〕之类，加入介类、金石潜降。若肢冷脉伏，冷汗淋漓，阳脱在即，滋阴敛阳缓不济急，当以参附龙牡[201]、三生饮[18]加参等方浓煎急灌，先回其欲脱之阳，阳气既回，再商养恋之法。

闭脱二证，开固虽有不同，而肝阳化风，气血并上，则为一辙。故无论开固各方，潜镇终为必用之法。潜镇药中介类为最，金石次之。金石之中，又当分吸纳与镇坠两种，如磁石、龙骨、紫石英等有吸纳之功，为上；铁落、黑铅、赭石、辰砂、寒水石等，惟以镇坠见长，其效略逊。

至若脱回、闭开、阳潜之后，当随症而治。痰盛者化痰，火旺者清火，阴亏者养阴。养阴之法，轻则清滋，重则腻补，以内风之证，根本在肾，滋水即所以清肝，养阴即所以清火，惟此法当待时而用，不能初起即施耳。

2. 瘖痱　瘖痱一证，《内经》所谓内夺而厥者，其症四肢不收，舌瘖不语，口吐涎沫，脉必细而数，舌必光而淡。乃肝肾气衰，阴阳两竭，阴无以生，阳无以化，气不化津以供于上。肾脉络舌，肾气不至则舌瘖不言；筋骨失荣，百脉不润，则四肢弛缓；津液不收，则口吐涎沫。治宜肾阴肾阳并补，而通肾气上交于心。河间以地黄饮子[126]治之（余曾治一温病病后不语，不能行动，口吐涎沫甚多，日夜不辍。遍进养气阴无效，以地黄饮子去附合甘草干姜汤[85]治之，一剂而语，八剂而诸恙悉平，可见古方之妙）。若脉细数，舌光绛，阴液虚而肝阳上亢者，不可妄用。

三、中风证与暴脱、暴厥之别

（一）暴脱

真中风既不多见，凡属猝痉、暴厥，其必为内风无疑乎？是而又不然。有一种阳虚暴脱之证：骤然昏仆，目合口开，手不握固，声促痰鸣，与内风之脱证相同。若以育阴潜降之法治之，每致危笃。以非外来之风，当不能谓之中风；病虽内生，然与内夺而厥之内风病理不同，亦不能同一施治。论其病因，盖由真元式微，虚阳外越。症多冷汗淋漓，手足逆冷，脉伏不见，二便自遗，唇面皖白无神，脉必微弱欲绝，搏不鼓指。其虚寒之气亦能挟痰上逆，痰声漉漉，亦所必见。惟鼻息必微而不粗，断续不长，与闭证痰火上壅者不同，与阴虚之脱证亦不同。非重用补气回阳之药如参附[200]大剂，不能有回生之望。若四肢清冷，头面独红，名曰戴阳，乃虚阳上浮欲脱之象，更非温补下元不可。若汗出如珠如油，孤阳已越，真气消亡，当重用参附龙牡汤，然不过万一之望耳。至于虚阳外脱，因亦有二：肝肾虚寒，中气不足，阴盛于内，逼阳于外，阳不归根，遂成暴脱者，一也；始为阴虚液竭，阴不敛阳，阳不抱阴；阳无所恋，阴无所附；初则阴亡，继则阳亡，遂成暴脱者，二也。一则阳盛格阳，浮阳外越；一则阴不敛阳，虚阳外脱。阴盛格阳者，回阳以消阴，可以纯用温补之剂，且自始至终非用不可，此谓之阳虚暴脱。阴不敛阳者，回阳之中，必兼顾阴，阳越欲脱之时，固非益气回阳不可，与前同法；及至虚阳渐复，则必佐以育阴之品，所谓阳不同者死，阳回而阴竭者亦死。如用参、附必兼龙牡，用附子必兼白芍或佐阿胶，即是此意，此谓之虚阳暴脱。阳脱之时，补气回阳相同，以阳虚阴盛者，固当补气回阳，即阴不敛阳者，有形阴液不易速生，无形阳气所当急固，亦当补气回阳为治。惟善后之法不同：一则纯治阳虚，二则阴阳并顾。此种暴脱，育阴潜阳，熄风清气火，均不适用。与东垣、丹溪言气、言痰之中，稍有合处，以病皆由于内因，惟正名定法，不得谓之内风耳。

（二）暴厥

暴厥之因甚多，固不限定于内风一种。气、食、痰、寒、热以及中恶等因，皆可使人猝痉昏仆，以其症状有似乎中风也，故略附于后，以助于临诊之辨别。盖诸病所致之厥轻；内风之厥重。诸病之厥，一厥可醒，一醒则愈；内风之厥，厥未必回，厥不回则死，即厥回又当虞其复厥。病涉本源，其可畏如此，起居房室，可不慎乎哉。今且言内风以外诸病之厥。

1. 气厥　有气厥者，骤逢大怒，怒则气上，气塞于上，不能转输流利，如人之疾趋而蹶也。轻则可以自醒，重则非药不除。苏子降气〔161〕、乌药顺气〔75〕、四磨〔103〕、四七〔97〕之类主之，更行按摩之法，自上而下徐徐推之，其气下行，其厥即醒。

2. 食厥　有食厥者，因食骤惊，食停胸口，脉伏不见，卒厥如尸，食阻于上，脉绝于下，书所谓“其人当吐不吐者死”是也。按其胸口必然疼痛拒按，宜服枳实栀子豉汤〔201〕、平胃散〔81〕，然后探吐之，食去脉出，则厥自回。重者更行外治之法，以麸皮、香附、苏梗、青皮炒热，熨其痛处，矢气转行，食化则愈。

3. 痰厥　有痰厥者，体丰之人，心悸头眩。心悸非血虚，头眩非肝阳，乃痰水所致。丹溪所谓“无痰不作眩”、仲景所谓“心下悸为有水”是也。素有悸眩之疾，骤然眼黑，天地旋转，跌仆不醒，牙关拘紧，验其两目，目下微肿，晕如黑框，色现紫黑，即是痰厥之象。急以导痰汤〔147〕送下白金丸〔115〕、苏合香丸，气通痰豁，厥者可醒，久则内蒙心包，为不治矣。

4. 寒厥　有寒厥者，暴受大寒，经脉阻塞，脉伏不至，皮色青紫，以桂、附、川椒、生姜自然汁〔注六〕煨之。

5. 热厥　有热厥者，大暑行毒日下，触热而晕，汗出气喘，神识昏糊，以生脉、天水〔56〕、甘露〔90〕、消暑清心〔268〕等清之。

6. 中恶　更有中恶暴厥，体弱之人，在山林坟墓、古庙古屋之中，或穿井凿隧之际，感受阴霾秽恶之气，内侵心包，神明无以自主，忽然昏厥，急以苏合香丸、辟瘟丹〔345〕、行军散〔138〕灌之，芳香通神明，去秽恶，则厥者自苏。

凡此种种，均为暴厥，与中风之症既殊，与内夺之证亦异，各有专治，聊举一二，非一法所能顾，非一言所能详也。

〔注一〕、〔注二〕、〔注三〕见《灵枢·经筋第十三》：“颊筋有寒则急，引颊移口，有热则筋弛纵，缓不胜收，故僻。治之以马膏，摩其急者；以白酒和桂，以涂其缓者：以桑钩钩之……”马膏即马脂，甘平柔缓，用以摩其急；桂酒即白酒和桂，活血通络，以刺激其缓；桑钩即桑枝之有钩者，外用以钩正其口㖞。

〔注四〕、〔注五〕参阅《千金备急要方》卷八，《千金翼方》卷十六、《外台秘要》卷十四中诸续命汤。

〔注六〕捣取汁，不煮而服，谓之自然汁。

中风病篇　进一解

吾治中风之学，自觉变化较多，有时前后见解有相牴牾处，非自设矛盾也，盖“学而不思则罔，思而不学则殆”，每学习一书，必有所得，亦必有所惑，困惑不解时，必求于穷思极想，所谓“穷则思，思则变（变化），变则通”，于是豁然开朗矣。“山重水复疑无路，柳暗花明又一村”，故不学之思，犹如无源之水，思路易致涸竭，必须多学以济之，助其源路，添其活水，然后思路滚滚，左右逢源矣。学而有疑则思之，思而困竭则事之，元代文学家、书法家鲜于枢有“困学斋”诚得吾心也。

然医者之思之学，又稍不同，学以致用，医者之“用”谓能治愈疾病也，不能愈病，必学而未到家；或用而不得法；或生搬硬套，牛头未对驴嘴；或削足适履，履足未能相合；或古今人不相一，南北气不相符，种种天时、地利、人和皆有相忤处，而强用古方以施之，是盖不通权变之患也。学拘于古人而不能灵活以运用之，是犹自困于一家，自拘于一墟（墟者村墟、墟井也，谓局限性），而不能跳出框框，则思路窘狭，方法枯少矣。以我个人言，少长就学于上海，行医于上海，乃东南体质，风气柔和之乡，是其局限性。老而出学四方，得闻诸名家之讲论，又诊治各地来求治之病，见闻稍广，思路不能不活。于是，往日所悟一理，所得一法，尝沾沾自喜者，时时因新病而悟新理，得新法，是于治疗中迫我放下旧法旧理，不能胶守不变，而自困于无法，故屡屡换其故步也，当学唐温庭筠“八叉手而成诗”，不当束手而无法，医者若束手而不出新法，则病人岂不束手待毙乎，吾不忍也，所谓“思而不学”者，可以陷入此困境。

吾尝自譬，因病人之所迫，使我穷思而困学，每得一新法，悟一新理，是乃增一知识，并非得新而忘故，或者改辙而易弦也。今因时希所问，而告之以我治学之法，时希其为我志之，以告于其从学者。

吾治中风，亦曾囿于《千金》小续命麻、桂、芎、附外风旧说中，是在任广益中医院医务主任时（约 20 世纪 30 年代），有效有不效，无《洄溪医案》徐灵胎先生所言之神奇也。以后徘徊于气、火、风、痰诸家学说之中，除气虚之属于外风者（所谓“虚邪贼风”，“邪之所凑，其气必虚”）不论，“火”与“痰”，皆中风病必见之副因，如盲人之扪象也，所得仅为象之一体，而非全象也。究竟此“风”是何物，是为主要，内风、外风、类风、非风，真中、假中，名愈多而惑愈滋，徒乱人意耳。迨读张伯龙先生《雪雅堂医案》、《类中秘旨》又绍兴人张山雷寿颐之《中风斠诠》一书，于伯龙类中之说多所发明。斯时西医脑溢血学说，使人一新耳目。三者合一，从中风病之多发常见而言，外风、真中之说，遂得廓而清之矣。复从《素问·六元正纪大论》：“木郁之发，民病胃脘当心而痛，上支两胁，膈咽不通，食欲不下（颇似近日冠心病症状）。甚则耳鸣眩转，目不识人，善暴僵仆。”《素问·生气通天论》：“大怒则形气绝，而血菀于上，使人薄厥。”等等文字相印证，则千百年前古人早已言之；千百年后，得西说而充实证明，古为今用，洋为中用，不其明证欤。此理予我之启发甚深，颇收破惑之益。

至于平肝定风之药，吾秉丁氏师法，喜用介类，如珍珠母、石决、牡蛎、玳瑁、鳖甲，以及羚羊角、濂珠粉之类，比之《金匮》附方侯氏黑散、风引汤仅有牡蛎一味者为多。石类则仅用龙骨、龙齿、石膏、赭石、寒水石、磁石等，比之风引汤犹有紫石英、赤白石脂（三味稍温）、滑石（患者大多已有二便失禁症状）、矾石（苦涩不易入咽，入胃亦不能安，然可借以探吐）等为少。而张氏附方中所用铁精，金、银二箔，黑铅等，尤非所擅，则避其所短矣。

中风初发，牙关紧急，痰涎壅塞，尤氏取“开关”为第一步，实为抢救之要图，列有五方，有吞服、探吐、取嚏、揩齿（未出方，恐是乌梅擦牙古法）等法，以白矾、皂角、藜芦、瓜蒂、朱砂、巴豆等为主药。往时医生药笼中必备“通关散”（扁小铜瓶、按之作“哔叭”声，入病人鼻中，能以开窍，故通俗称此物为“哔叭”），“哔叭”一声，即能取嚏，今则久不见用矣。次曰固脱，泄大邪（指外风）转大气、逐痰涎、除热风、通窍隧、灸腧穴。张氏亦有八法：开闭、固脱、潜镇肝阳、开泄痰涎、顺降气逆、培养心肝、滋填肾阴、宣通经络。其与尤氏不同之四法：潜镇即前论金石介类之治；降逆之法，甚可体会，先略言之：张氏附方为乌药顺气、八味顺气、匀气三散，药为乌药、青皮、陈皮、沉香、紫苏、桔梗之类。吾则略以桑皮、枇杷叶、苏子、杏仁、瓜蒌、贝母之属配合之，以为虽由于肝逆之不平，亦由于肃降之失司，降肺气则治节能行，逆气可下；且制金可以平木，正《难经》法也。

化痰之法，张氏列有十四方，可以俯拾即是，取用裕如，当其临急之时，药贵精简，咽关不利，胃受不多，窃谓竹沥、竺黄、川贝当为上选，或直用少量礞石滚痰丸。然痰涎胶固，由肝热煅炼津液而成，非略假温宣为反佐，恐难开而化之，则竹沥半夏、盐水橘红亦可用之。化痰与顺气二法最为相需，痰涎开，气机通，肺行可肃，则肝胆之火能以随之而下降，上下通而逆者可平也。

张氏设培养心肝、滋填肾阴二法为善后，虽丹溪早已言之，然方法则较备，如王秉衡集灵膏、高鼓峰滋水清肝饮、魏玉璜一贯煎等六方，有曾见于《女科玉尺》中，使阴有所滋，则阳有所附，金水能生，风火自熄，杜中风复发之机，则不能不令人钦服也。

吾尝譬内风之僭升而成中风者，犹鸟雀之巢于高枝而絮聒也。羚羊、石决辈可潜镇以降之；石膏、龙胆等可苦寒以泄之；白芍、鳖甲等可清滋以柔之；地龙、牛膝等可下导以引之，然风之未升者可制，其已升于巅顶者，则不能下也，其头痛面热，眩晕项强之象仍在也。是非假辛凉轻疏之品，以开泄其上，恐难见功。则犹兜网以捕鸟者潜镇也，谷米以诱鸟者下导也；射而去之，则开泄之法也。或其议吾混内外风为一法，是不悟《内经》“在上者因而越之”一语，“越”不一定指吐法，“泄越”、“发越”之义皆是也。至于“开泄”之法或用藁本，防风，或用葛根，白芷，或用荆芥、防风，或用桑叶、菊花，或用天麻、钩藤；或用蔓荆，薄荷，见症于何经之部位，而用何经之“引经报使”，此本治理之必然，似非混内、外风为一谈也。

固脱与潜镇二法，粗觉非可同时施用者。其实大不然，闭脱二证同见，临床上常不能以时间步骤划分者，今日犹用羚羊，明日即须参、附，近今中西医同施一病，以同一方向降血压，今日未见显效者，明日即见过量，盖药须及量而生效，症亦积渐而知显，以非人谋之不臧，病情有复杂，人事有刺激，症状之突变，常有匪可逆料者。医者见微知著，见机知变，应变须捷，切莫犹豫，若讥此类应变为虚实不辨者，病已变而犹守常法，是刻舟而求剑，恐有偾事之虞矣。

吾治中风数十年，有时异旧法、悟新法而奏效，有时苦思不得新法，而棘手不能疗者，例如有一门人中风极危重，法在不治中，吾用潜镇、开窍，涤痰、清气；见欲脱象即投参、附，竟挽其危亡，复工作数年。后又病，竟无法复救之，盖其年力、体质已不如前矣，思有穷而病变无穷，徒感慊然而已。

吾旧日同学，前、后学生辈，常有以某方治某中风，得奇效；他日治另一人，症状同而不效，来相质询其故者。余曰：地有南北，人有壮弱，或壮劳而晚逸，或昔荣而今悴，或终日在逸乐中者；亦有焦思劳役，或疲于房事，或耽于酒烟炙煿，生活境遇人各不同，常有令人不可思议者。其成病之源非一日，其发病之因非一端，乃欲执一方一法而尽治种种中风，其可能乎。集思而得多方，困学以思其理，辨证施治，灵活而运用之，实治病之金针，非老生常谈也。

《金匮》中风病有方四首，一、侯氏黑散治大风（《外台》治风癫；有引《素问·长刺节论》“病大风，骨节重，须眉堕，名曰大风”文，谓此方治麻风病）；二、风引汤除热瘫痫（《外台》引崔氏，疗大人风引、少小惊痫，则所谓“风引”者，乃瘛疭之类也）；三、防己地黄汤治病如狂状（《千金》引徐嗣伯，谓疗风眩，即大人曰癫，小儿则为痫也）；四、头风摩散未言主治（《千金》、《外台》俱疗头风头痛）。四方主疗皆与中风不甚符合，后人颇多疑其非仲景方者，方症既不合，又与《伤寒》、《金匮》体例：大都先述脉证，后言“某方主之”者有所不合，故不足深论。

原文三条，析之，得半身不遂、痹、㖞僻、瘾疹、胸满气短等五种病证。半身不遂乃偏中于风，尚未至偏枯重症；痹乃风中于臂；㖞为寒伤于阳明之经，此数者皆外风所伤之轻症。“心气不足，邪气入中，则胸满而短气”一节，或《内经》心中风之类，尤氏所谓“阳用不布”也。惟“邪在于络，肌肤不仁；邪在于经，即重不胜；邪入于腑，即不识人；邪入于脏，舌即难言，口吐涎”。此“四中”之说，为学者所通用。邪在经、络之为外风，已无疑问；而邪入脏、腑，究竟是风邪之入？抑内风所发？临证之时，自有其他症状可凭借以为断，而非此寥寥数言所能尽也。盖不识人、舌瘖、流涎三症，已具“木郁之发”，脾不摄涎，少阴之脉阻塞之因，为内风之大证，而非必为外风之所入矣。

附录：中风的治疗经验

一

对中风证的体会，我个人认为，首先须认识中风是经络间病。中风偏枯，有存活数年至十数年者，如果不是病在经络，那是不能想象的。十二经分行四肢两侧，《内经》谓“各入其门户，所中即为偏风”，“汗出偏沮，使人偏枯”，“内夺而厥，则为瘖痱”，一偏之手足不举，是一偏之经络病也。阳脉丽于面，口眼㖞斜，三阳之经络不和也；阴脉络于舌，舌强言蹇，三阴之经络不利也；口眼㖞斜，半身不遂，无一不关乎经络。治㖞斜之法；外风祛经络之风寒：内风泄经络之痰热。治半身不遂者，外风则用活血、通络、祛寒、化痰，以治经络之留邪；内风则用育阴、养血、清热、化痰、通络之法，以治经络之阻滞，又无一不从经络治也。治中风言经络者，首推《金匮》，《金匮》分中经、中络、中脏、中腑四法，而着重在经络，主病在经络。我赞成《金匮》上“络脉空虚，贼邪不泄”八字，认为是中风病之主要原因。所谓“不泄”，即《内经》“外不得泄，内不得通”之意。由麻木不仁，进而重着不胜；由重着不胜，进而半身不遂；由㖞僻不遂，进而舌强言謇，一切都是经络之病。因为经络内连脏腑，外通肢节九窍，外风可由经络而内入脏腑；内风亦可由脏腑而外延经络肢节九窍。《金匮》何以以不识人属中腑？因为中腑则滞九窍，九窍闭塞，痰浊蒙蔽，故不识人。痰浊化，胃府通，九窍利，则识人矣。不识人是暂时的事，若数日神昏不省人事，则是脏病无疑。舌难言亦如是，若暂时之舌强言謇，则风痰化，络道通，九窍利，即能语言；若久延之舌难言、口吐涎，非外风由经络而侵脏，即内风由脏而病络。总而言之，除昏仆不知人事、始终不醒、汗出如油为中风入脏之危症外，其余如半身不遂，口眼歪斜，舌强言謇，都是经络间病。

二

从临床的角度，谈谈我对内风、外风的看法：首先是分别病因的表里、虚实、寒热。简言之，外风是表，内风是里；内风属虚，外风属实；外风多寒，内风多热；外风（真中）不多见，内风（类中）最常见。据此概念，可以说外风比较轻，内风比较重（如内风之昏厥，厥不回则死，即便厥回又当虞其复厥；与诸证之晕厥而一厥可醒者不同）；外风变化少，内风变幻多；外风可温开，内风宜清泄。这是一大别。但是，临床所见，并不如此简单。因为外风是表，表邪可以入里；内风是里，里病可以及表；内风属虚，虚中有实；外风属实，实中有虚；外风有寒热之不同，内风亦有寒热之不同，错综复杂，决非一言可决，一法可赅，主要还须通过认真的辨证。

从辨证用药上来看，我认为外风、内风可分，但不必强为划分。外风之药不一定限于羌、防、麻、桂，如菊花、桑叶、桑枝、豨莶草、天麻、蒺藜、僵蚕，甚至地龙、全蝎等等，均祛外风药也。如所谓“手指麻，数年之内必中风”，而无其他症状者，可用祛外风之药，肥白人合益气化痰药用，瘦黑人合养血药用。

又如“凡人非时肘足胫忽酸重顽痹，三五月后必中风者”（《医说读编》），也须用祛风药。其他如臂麻、背麻、面麻、唇麻等等，各看其他症状而定处方，但也须合上列祛风药同用。再如眩晕为中风先期最易见、最多见之症，治眩晕方法，不论属于气虚脾弱，或属于肾亏肝旺，除潜镇熄风外，如天麻、蒺藜、桑叶、菊花、僵蚕等泄风之药，也在所必用。

喻嘉言曾经说过：“中风乃杂合之病，必须以杂合之药治之。”我对这个说法深有体会。《千金》、《外台》罗列许多治中风的方子，大都不出小续命[52]、录验续命[313]范围。其中有散风药（如防风、麻黄、桂枝等），有清热药（如黄芩、石膏等），有温经药（如桂心、附子、干姜等），有补虚药（如参、术补气，归、芍和营等）。综合来说，就是中风为正虚邪实、寒热夹杂之证，所以用补气、和营、祛风、温经、清热的复方治之。可见古人对中风一证，虽有认为属外中风邪，但也绝不认为单用祛风一法就能解决问题的。我对小续命这张方子有兴趣，无经验。历来临床家反对这张方子的不少，反对的有两种说法：一种认为中风之证，风自内生，本气自病，乃身中阴阳之变动，绝对不能用这类方子；一种认为西北地区或有真中，东南绝无，承认此方有作用，但不宜于东南地区。惟有徐灵胎独标异帜，他说："续命乃中风之主方，因症加减，变化由人，而总不能舍此立法……"徐氏这一段说法，与诸家看法恰恰相反。徐氏认为："中风乃急暴之证，其为邪实无疑，天下未有行动如常，忽然大虚而仆者。"又说："名曰中风，则其属风可知，既为风邪，则主病之方，必以治风为本。"所以徐氏在批《临证指南》叶案上，每每说叶氏"不兼用风药，此病从何出头"？徐氏主张用辛凉甘寒清疏之剂治中风，这是根据唐人"中风多由心腹大热而作"的说法。所以，他对《临证指南》中用清疏一类方子，即加以赞扬，用温补一类方子，则加以批评。我认为徐氏这种看法是片面的。叶天士则比他灵活多了，既能用清疏，也能用温补；既能治虚，也能治实；既能温寒，也能清热；表里虚实寒热都有适应的治法。当然其中的主次、多少、轻重是有所区别的，方法不嫌多，愈多愈好，我认为这是叶氏见长的地方。

三

辨别脱证、闭证，实为治疗中风之主要关键。因猝然昏仆之时，神识不知，一切均难措手，主要是辨其闭、脱，以为救急之图。李士材说："牙关紧闭，两手握固，即是闭证"，这是完全对的。又说："口开心绝，撒手脾绝，眼合肝绝，遗尿肾绝，声如鼾肺绝。"这就不完全符合事实了。所谓绝者不过言其凶恶，并非一定绝不可治。李士材又说："反目遗尿者为肾绝，若不反目但遗尿者，多属气虚"，这是关键话。但是中风神昏不知人后，每每二便自遗，不能算遗尿，只有在中风时小便自遗的，乃谓之遗尿。声鼾更是中风常见之症，谓之肺绝，亦属太过。本人的体会是，当以汗出肢冷、汗出如珠、汗出如油、口开眼合、撒手等等并见者是为脱证。闭证宜开，但治有开表、开里之不同；脱证宜固，而有固阴、固阳之各异。但中风证有一特点：即开泄药中，必兼扶正，固正方中，亦必兼宣利，两者并行不悖，可以灵活掌握，主要还是要从脉辨证，以脉合症，方可下断语。这里强调一下，辨证尚须重辨脉，举例来说：按脉如浮紧、浮洪大的属于表邪，而用药有辛温、辛凉之不同；细数、弦数的属于肝火、内风，而有滋阴、清泄的区别；尤其是浮洪，浮大而按之空虚的，或者尺部独不足的，每见戴阳、虚烦、假热之象，倘不辨脉，便难判断。

在中风补期（卒中），则首先注重开闭清泄（闭证）、扶阳救脱（脱证）等救急之治，他不暇顾。救急之中，开豁痰热，如竹沥、姜汁、菖蒲、远志等，亦为要药。待猝中大势既定，再治其口眼歪斜、舌强言謇等症状。例如王孟英用六君子汤〔78〕加羚羊、蝎尾，羚羊泄内风，蝎尾治外风，是内外并用；资寿解语汤〔266〕中羌活、天麻与羚羊同用，亦是内外风并治（只有地黄饮子〔126〕之治瘖痱，完全不用祛风药，而用菖蒲、远志化痰）。最后方注重半身不遂，补阳还五汤〔173〕之地龙即祛风药，大〔32〕、小活络丹〔49〕、人参再造丸〔9〕等方中，祛风药物更为繁多。而此时之用祛风药，只作宣通经络之引导用，并非直接作用于祛风，因为补气血必须借风药以为“引经”。

闭证既开、脱证既固之后，并非一方到底，也有变幻异常者，还须层层转治，不能呆定。更有先闭后脱者，亦有先脱后闭者，尤当灵活应付。我在临床上体会到：大部分中风证，都是内闭兼外脱者为多，也须分主次不同，如口开、眼合、撒手、遗尿、汗出、痰涎壅塞、神识不知等等，既要救其脱，又要顾其闭，我常以人参、附子与羚羊、竹沥、姜汁、至宝丹〔128〕、导痰汤〔147〕等同用，颇收效验，可供参考。

四

至于《医林改错》之治半身不遂，谓既无寒热表证，又无疼痛兼病，以为皆属气虚，非风邪所中。至于口眼歪斜，语言謇涩，口角流涎，亦由元气亏虚，血络阻塞而然，并非痰火所升（当辨确无痰火证象）。所制补阳还五汤，重用黄芪补气为君，轻用归尾、川芎、赤芍、桃仁、红花通瘀为臣，地龙宣络为佐使。初起少加防风为引导，更是从经络着手。盖十二经络乃气血通行之道路，益气通瘀宣络，完全是以气血经络为主。虽此方仅一偏之治，而其从经络立意，固极合也。不过徐灵胎谓凡病在经络筋骨，此为形体之病，能延岁月，不能除根，若求痊愈，必至伤生，与喻嘉言“润以滋枯”之说，完全吻合，则沿用王氏之法者，亦须审慎才好。

五

外风、内风、气虚、痰、火等等，每掌握一种学说，便增加了我们治疗中风证的一种武器。武器越多越好，只要我们掌握了八纲辨证的规律，自能运用自如，毫无冲突，否则执一废众，反成窘迫。治疗中风，要药随症转，转得快，转得灵活，方称好手。何况中风本身就是一种杂合之证，更当用杂合之方治之。所以，只要处理得当，治外风、内风、气、痰、火之药，均可体现于一方之内，有先有后，有缓有急，有综合，有突出，才是好方子。例如王孟英以六君子汤加羚羊、蝎尾、竹沥、姜汁，就是内、外、气、火、痰并治，以益气健脾为主，化痰为辅，泄内风为佐，祛外风通经络为使，这是临床很实用的一张好方子。若是胸怀成见，就必定是一非一，则临床非碰壁不可。

六

豁痰、通络、宣通机窍，是治疗中风全过程中一种重要手段，从猝中以至后期，处处都脱不了它。化痰如温胆汤[334]、导痰汤是好的，竹沥、姜汁尤其好，可以合用。热痰温胆汤加黄连，缓则用雪羹汤[287]。宣窍以菖蒲、远志为最佳，转舌膏（《张氏医通》方：大黄、芒硝、甘草、连翘、黄芩、竹叶、山栀、薄荷、菖蒲、远志）得力在此，地黄饮子得力也在此。进一步可用至宝丹或局方牛黄丸[69]，后者可以合清热药用，也可以合补虚药用。

祛外风之药西北宜辛温，东南可着重辛凉（如伤寒、温病之例）。我尝以《千金》竹沥汤[137]中生葛汁一味易生葛根，治中风有热之症，合羚羊用，极有效。其他如菊花、桑叶、天麻、蒺藜、豨莶等亦可。豨莶和竹沥为丸更佳（是徐灵胎法），但性缓，只能图缓功耳。

七

总的来说，中风是经络间病。外风中经络，是因虚而召风，其虚以气为主，以脾为主；内风亦扰经络，是因虚而风动，其虚以阴液为主，以肝肾为主。内外风相引相煽致病，为最普遍，当分轻重、内外协治。由经络而内入脏腑者危；留恋经络者为易治，始终留恋不解者成痼疾（偏枯）。因虚而召风者，扶元为主，佐祛风、清热、化痰之药，最后以六君加味收功。由虚而风动者，育阴为主，而佐以化痰、熄风、清热之品，最后以甘寒柔润收功。其有重用温开、温补特殊之证（如阳虚暴脱，骤然昏仆，冷汗厥逆，脉伏不见，唇面皖白，二便自遗），不在常例。

【整理者按】 本文是程老生前在上海中医学院的讲稿（后经整理刊见《中医杂志》1979 年第 7 期），文章用第一人称。程老提出对内风外风的看法，闭证脱证的区别，治法方面，特别是化痰开关（开窍），以通升降之路；清心泄肝，以助潜降之力，其主次先后，复方配合，体现了他对一般中风证治疗的步骤和对中风危证处理的精当。文章强调中风是经络间病，这是程老的新论点。文末程老对王孟英以六君子汤加羚羊、蝎尾、竹沥、姜汁一方颇为赞赏，指出为气、火、风、痰、内外并治，特别是羚羊角、竹沥与附子、人参同用，以治内闭外脱同见之证，对当前高血压合并心力衰竭的中医药治疗，提供了宝贵经验，很有临床价值。

【整理又按】 程老的《中风病解》一文，于前代诸家仍守外风旧说者，略有微词，但也指出是时代所限。

在我遵用这部《金匮篇解》讲授了十余次之后，觉得某些部分有费解处，于《金匮》原文，也注释较少，请他给我补课。程老对《金匮》原文的看法：是主旨在外风，所以风痹、中经、中络三者，较有实用意义。《金匮》提出“脉微而数”的微为气虚：“浮者血虚”、“荣缓则为亡血”，这微、浮、缓三种脉法，说明外风不纯属虚证，也有气、血虚、虚中夹实这个原因，是很重要的启发。至于中腑、中脏，则已有内风的成因，但其所列症状仅一二句，附方古人已很多指为非仲景方。我们读古人书，在“既不能循症以求因，又不能循方以论症”，何必如学佛者的“看穿牛皮”，牛皮是看不穿的。程老教我“不必死于句下，当上下左右以求索”，我接受了这个学习方法。仍请他写一篇对中风病新的经验，同时作为《中风病解》的补充，这就是程老写《为中风病篇进一解》的情况，其时约在 1940 年后。

“附录”一篇，尤是程老晚年采纳众长，以复方取效的很好经验，可见他对中风一病，在不断地取得新的心得，其学说也不停留地在进展中。

第十篇 历节病解

考历字之意义，谓逾越也，循次也，编及也，经过之事迹也。历节病者，病在骨节，病气经其所历之骨节，则节节疼痛、节节黄汗出。《金匮》历节与中风并称，以其病因由于汗出当风也；与黄汗并举，以其症见颇有类乎黄汗也。然症见似同而其实不同，故虽与黄汗并称，而治法不一，则其同见之中，必有不同者矣！

先辨黄汗、历节之疑似。书谓：历节发热，黄汗不热，以此为辨。然以黄汗本文证之，亦有发热者，岂不雷同乎？解之者曰：黄汗之热，身热足冷；历节之热，热无定处；又黄汗不必尽发热，历节则总无不热者，是其同中有不同者矣。黄汗证黄汗自出，历节亦黄汗出，不又雷同乎？解之者曰：黄汗以汗黄为名，汗出必黄；历节病虽亦有黄汗者，然不必尽黄。且黄汗之汗，系出于遍体，历节之汗，则单独见于病发之关节，是其同中有不同者矣。黄汗是水湿伤阳，表气不固，证属虚多而在气；历节则风寒伤血，流入关节，证属实多而在血。故黄汗多肿冷而不疼痛，历节则以疼痛不可屈伸为主症。气血不同，虚实不同，故治法亦大相径庭。惟以同出黄汗之故，恐学者误认见症，故特相提同论耳，实则黄汗与历节毫不相关也。

疑似既明，乃言历节本证之证治：《金匮》论历节之因，大致谓肝主筋，肾主骨，脉见沉弱，肝肾本虚，汗出入水，水气流舍筋骨，而成历节痛、黄汗出之历节病也。又谓少阴阴血不足，阳明胃热有余，热则汗自出，汗出当风，风搏血虚，则疼痛如掣也。重申之曰：历节病之历节疼痛不可屈伸者，皆由饮酒汗出当风所致。言之淳淳，不厌反复，是知《金匮》之论历节，合而言之，其主因不出肝肾血虚，筋骨失养，风寒水湿，乘虚袭血，流入关节数语矣。气不行则肿，血不通则痛，历节以历节疼痛、不可屈伸为主要见症。则知历节为血分之病。“风血相搏，即疼痛如掣”二语为历节主义。读者能着眼于血字，则历节之治，思过半矣！

以言治法，则《金匮》所出者二方：一，乌头汤〔72〕，以药性论，芪、芍益卫和营，治其本虚；麻、乌温经发汗，治其寒湿。此虚实并治之方，而为纯属寒证之历节立治也。二，桂枝芍药知母汤〔244〕，方中麻、桂、姜、防、附、术均为温寒化湿、祛风散寒之品，而于大队温散之中，加以知母、芍药甘酸苦寒，清热和营化阴者为佐，昔人解此谓寒热并用，清里与温散同进，乃治寒郁化热，寒热夹杂之历节。言固有理，惟方中寒热轻重，殊有偏倚，寒郁化热寒多热少者，尚可取用，若寒热相等或热多于寒者，投之必当增剧，不可妄用也。《金匮》言历节只此。

愚于此证，颇有相当经验，今附载于下，以备参考：历节一证，有纯寒者、有纯热者、有寒热夹杂者。

纯寒者，《金匮》已见乌头汤之治矣。其症多无汗，历节疼痛，屈伸不利，痛处作肿，冷而不热，形反瘦削，脉必沉细，体必虚羸。其病因乃由肝肾不足，筋骨素弱，沉寒固里，深入骨节。乌头汤用之固灵，然必佐以温补肝肾，血肉有情之品，多服久服，方收全功。亦有体未大虚，重受寒湿，流入关节，阳气痹塞不通而成者，以麻黄附子细辛汤〔303〕开之，其愈较速，曾经验过。惟有一层最须注意，则病者一身毫无热症可见，方可用此法也。

寒热夹杂者，乃初起寒湿之邪逗留关节，久则郁而化热。其症历节疼痛相同，惟多有汗，或汗出而黄，痛处肿甚，热而不冷，脉必带数，病必延久。治方宜寒热并用，如《金匮》桂枝芍药知母之例。惟本方药味仍以祛寒为重，清润过轻，恐有偏胜之害。后贤用桂枝白虎〔246〕一法，桂枝温散通荣；白虎〔112〕清化郁热，较之《金匮》桂芍知母汤已有发明。用治寒郁化热，热胜于寒者，甚为有效，近人多仿用之。若再不应，可进一步用桂枝羚羊〔252〕法，羚羊清热通络，胜于白虎，以石膏仅能清热而少流通之性也；仍与桂枝同用者，以热从寒化，寒为主体，祛寒之药仍不可少，惟当轻用之耳。此寒热夹杂历节之治法也。

更有纯属热证者，其痛处黄肿发热更甚，拒按作疼，按之烙手，脉必弦数，舌必红绛。初由血虚有热之体，复感风邪，舍于骨节，血虚则肝热，肝热则生风，风胜则化热，素蕴之热与邪合化，两热相合，两阳相并，肝火升腾，流窜关节，无所不至。此时若用温燥通络成方，必致助其火焰，即桂枝白虎之桂亦不可用，惟有大剂清肝凉营、泄风化热，庶能平其燎原之势。《千金》有羚羊散[312]、犀角散[340]二方，即为历节纯属热证者之妙治，惜乎无人为之表扬，故没而不彰耳，今特提出，以便对证施治。江南时师有所谓白虎历节一病者，则是历节属热多或纯热者之互称，并非另有一病，其另名之意，盖有所谓“昼静夜剧，痛如虎啮”，痛势异常之证，以别乎《金匮》所论寒多或纯寒之历节耳。

仍录《金匮》原文，以资对照：

“寸口脉沉而弱，沉即主骨，弱即主筋，沉即为肾，弱即为肝。汗出入水中，如水伤心，历节黄汗出，故曰历节。”

“趺阳脉浮而滑，滑则谷气实，浮则汗自出。”

“少阴脉浮而弱，弱则血不足，浮则为风，风血相搏，即疼痛如掣。”

“盛人脉涩小，短气，自汗出，历节痛不可屈伸，此皆饮酒汗出当风所致。”

“诸肢节疼痛，身体尫羸。脚肿如脱，头眩短气，温温欲吐，桂枝芍药知母汤主之。”

“病历节不可屈伸疼痛，乌头汤主之。”

第十一篇　虚劳病解

虚劳一病，倘以《金匮》所言虚劳大法，以治一切近时所谓吐血咳嗽劳病，十九必败。善乎徐灵胎之论叶氏也，叶氏治劳损用小建中[47]，十人而九。徐氏正之，谓古人所谓劳病，非近今阴虚有火之劳病也，桂枝下咽，阳盛即毙，咳血者服生姜，必致音哑，以热济热，脏腑必焚，实为不刊之论。不仅叶氏如此，即黄坤载、陈修园等所谓复古派者，亦盛倡之，鄙滋阴清养之方为不足道，非用桂、附，即用参、芪，置一切于不顾，不特传之于口，抑且笔之以书，以为法乳古人，源自仲景，实则肺肾阴亏、君相火炎之劳证，遍地皆是，随时可见，若用桂附，必犯热消阴液之危机，即用参芪，亦冒气助壮火之大戒。偏于滋阴者，谓劳病尽属阴虚，重用苦寒，戕其生生之阳气，固为不合；偏于温补者，谓劳病必是阳虚，大进温热，劫其化源之精液，更属偏僻之见。要之，人身气化，不外阴阳，两气迴环，本无偏忒。必守阳常不足，阴常有余，抑阴扶阳之说者，谓之愚；即持阴常不足，阳常有余，补阴配阳之说者，亦为拘。自当活泼泼地不着定见，随症转圜，方为能手。欲治劳病，必先明此二派议论，乃可进而研《金匮》虚劳之理。

《金匮》言劳，大势趋重阳虚，但非不知阴虚劳证者，惟不注重耳。其大旨仍从《内经》发源，《内经》有“劳者温之”一说，后人遂谓治劳用温热之品，非持仲景法，抑且《内经》法，以为取法乎上。其实《内经》温字不作温热解，乃温养其脏气耳，故曰：“形不足者，温之以气；精不足者，补之以味”；温又与蕴通，《经》又谓：“损其肺者益其气；损其心者调其营卫；损其肝者缓其中；损其脾胃者调其饮食；损其肾者益其精。”即谓劳伤脏气而致损者，当藏蕴其精气，使其不妄消耗，积亏而盈也，其义深奥，而切于实用。

《金匮》即从《内经》“劳者温之”一语发挥，谓虚劳之证，有阴虚者，有阳虚者，不能混同施治，劳者温之一法，只能施用于阳虚虚劳，而不能以之治阴虚劳瘵。又恐后人不明辨证，倘有误治，为害非浅，故特将阳虚虚劳重要见症标出数种，以为规则。见此种症，便可照阳虚温养之法施治；反之，不见此种症，此方便不可服，此法便不可用。此点一明，前人用温用凉之辨不攻自破矣。其标出之见症，亦有主次两种，主症为必见者，次症为附见者，如不见主症，但见附症，便不能断为阳虚虚劳；若主症数见，则不论所附见者是否阳虚附症，亦必照法施治。辨主次之法，固不限于虚劳一证、阳虚一法，即阴虚者、即阴虚之外之病证，亦无不然，实学者之所最宜注意点。

今先言虚劳阳虚之主病：“劳之为病，其脉浮大，手足烦，春夏剧，秋冬瘥，阴寒精自出，酸削不能行”。“男子脉浮弱而涩，为无子，精气清冷”。“男子脉虚沉弦、无寒热，短气里急，小便不利，面色白，时目瞑，兼衄，少腹满，此为劳使之然”。“男子面色薄者，主渴及亡血，卒喘悸，脉浮者，里虚也”。“虚劳里急、悸、衄、腹中痛、梦失精、四肢酸痛、手足烦热、咽干口燥，小建中汤主之”。“夫失精家少腹弦急、阴头寒、目眩、发落，脉极虚芤迟，为清谷、亡血、失精。脉得诸芤动微紧，男子失精，女子梦交，桂枝龙骨牡蛎汤[245]主之”。上列数条均言阳虚虚劳之症治也。《金匮》不详虚劳致病之因，然总属因劳致虚，致虚之由，非亡血即失精，故以二者相提并论。亡血、失精均有阳虚、阴虚两种，若上所言者，即阳虚之亡血失精也。其主要之见证在下不在上，如阴寒，精自出、精气清冷、阴头寒、少腹痛、少腹弦急、腹中痛、清谷、面色薄、面色白、脉浮大而极虚，均为亡血失精阳虚之的据。血去则血中之温气消亡，精失则肾中真阳亦失，阳精丧失，精不生气，气不温血，血不藏神，则成劳证，而诸症之中尤以阴寒精冷、腹痛、清谷、面皖（包括薄、白）、脉虚为主症。有一于此，便是阳虚，何况同见并出。阴寒二字即阴头寒之互词，修园解阴寒为虚寒，则是病因不是症状矣，是为阳虚重证，岂能忽略。阴寒精冷为肾阳不足之主象；阳虚土湿则便泻清谷；土湿木陷则腹中弦急作痛；阳不丽于面则面皖；气不充于脉则脉虚；凡精冷者必不能生育，故无子。主症既得，则其余可迎刃而解矣。其渴者，肾精不能化气，气不上为津液也；其悸者，肾精虚而心失所养也；其喘者，阳虚冲气上升也；小便不利者，膀胱之气不化、命门之火不足也；发落者，发为血余，亡血则血不足，无以润其余也；手足逆寒者，脾阳不能温其四末。血中温气少也；四肢酸痛、酸削不能行者，肝肾精血不足，不能荣养筋骨也；盗汗者，乃阳虚阴盛，阳不入阴，反从汗洩也。凡此附候，均与主症相近，故尚易辨。没见目瞑兼衄、咽干口燥、手足烦热种种假热之象，则不能使人无疑，难以用药，温养之剂，必不敢投，若用寒凉，始必相安，久而增剧，不可治矣。此时当先取主症，如腹痛、精冷、阴寒、清谷、脉虚、面皖等，有一于此即可断为阳虚虚劳，便宜取用温养之品。其衄者，乃阳虚血不归经，非阴虚热逼血以上行也；目瞑乃清阳不升，非阴虚肝阳上升也；手足烦热乃虚阳浮越于外，非阴虚内热也；口干咽燥乃阳虚津液不升，非阴虚津液不足也。虽见热象乃为假热，仍从温养为主。以诊病之法、主症、附症均见阳虚者，易于用药。若见寒热夹杂，便当分其主附，辨其真假。主症既定、则附症自明，真形既得，则假象易晓。按症施治，自无差忒矣。

以言方治，亦分轻重二法：轻则建中[注一]，重则肾气[注二]。建中用桂枝益血中之温气，芍药扶营和肝，姜、枣温中，甘饴培土。症见腹中弦急作痛、手足烦热、咽干口燥者宜之，建中能和中疏木，养阳和阴也。若兼梦遗失精、衄血，合桂枝龙骨牡蛎法，以潜虚阳而涩脱；若兼里急不足者，可用黄芪建中〔284〕法，以建中虚而益气；若腰痛、少腹拘急、小便不利、阴头寒、精气清冷，为肾阳不足，阳精不温，宜八味肾气丸〔8〕，方用六味〔79〕以益肾阴，桂、附以温肾阳，乃阴阳并补之方，单用回阳，阳无阴无以化，单用益阴，阴无阳无以生；阳虚甚者，丸中阴柔之品宜去之，恐制其回阳之力，天雄散[58]主之。天雄益火生土，暖精温血，纯方阳虚方治之极则，非症见真确，不可妄用也。此《金匮》阳虚虚劳辨证治法之大概。

后人若东垣辈重遵此旨，发明劳倦伤中，气虚身热，而用补中益气汤[172]法；脾阳不健，火乘土位，火郁发热，而用升阳散火汤[71]法；均从阳虚一面极端发挥。本《内经》“劳者温之”、“甘温除大热”、“形不足者温之以气”之旨，惟只能用于劳倦将致虚损之时，而不能用于虚劳既成之后，以补气与温阳，有浅深之别耳。

更有进者，古人所阐发阳虚虚劳之治，均趋重“形不足者温之以气”一面，遍览成方，均为温气之品，惟仲景当归生姜羊肉汤[132]中。用羊肉之厚味补精，为独一之治。夫以先天生化而言，“精生气，气归精”，填精一法，亦为虚劳所不可少。填精之治宜于味，故《内经》以“精不足者补之以味”与“形不足者温之以气”相提并论，本无偏倚。以虚劳治法言之，则填精较温气尤要。填精之品，以龟、鹿为最佳，鹿性纯阳，尤为阳虚之圣剂。历代名医善用异类有情填补精血者，首推韩氏飞霞，其所著《韩氏医通》中采用方药多为血肉之品，惜后人以其繁累费资，废而不用，为可惜耳。今略言之：其所用为填补者、若鹿峻丸[296]即鹿精也；斑龙宴[316]即鹿血也；内鹿髓丸[66]、外鹿髓丸[106]即鹿之骨髓也；异类有情丸[145]即鹿角、鹿茸、龟板、虎骨也，此丸用之者众，以其便易，余则近代医家知者且少，遑论用法。今人所用，仅鹿角、鹿茸两种耳，妙药弃置，可胜惋惜。且韩氏不但以血肉厚味补虚羸，更能以之治痼积，其发明之霞天膏倒仓法〔354〕，用牛蹄煎汤大量饮之，以催吐，其法本出于丹溪，虚弱之人用此极佳，去积垢而不伤正气。故吾谓韩氏为善用味补之第一人。余若景岳之全鹿丸〔142〕，亦颇脍炙人口，清贤缪宜亭氏亦善用填补，惟杂取海参、鱼翅、燕窝、淡菜海腥各味，已离正道。亦有用河车（即胎盘）及坎炁（即胎儿脐带）者，均曾受后人指摘，惟若因噎废食，遂并一切填精正法亦弃之如遗，则未免太过。究竟虚劳之治，先用草木药石温气，继用血肉有情填精，虚证久病，药补之外，辅以食补，固一定不移之妙法，若取一弃一，是偏而不全矣，吾言至此，已觉辞费。

更当转言阴虚，《金匮》本文："虚劳虚烦不得眠，酸枣仁汤〔346〕主之"。即阴虚虚劳之证治也。阴虚则阳胜，阳胜则生热，故用知母、甘草以清热；阴液不足，心不藏神，肝不藏魂，神魂不藏则虚烦不寐，故以枣仁敛液藏魂为君；酸枣仁合甘草，甘酸化阴，治其阴亏；枣仁合知母，酸苦泄热，治其虚烦；尤妙在茯苓、川芎两味，以阴虚则必火盛，火煅津液则成痰，痰阻于中，胆气不舒，亦烦而不寐，茯苓除痰而不燥；川芎能舒胆气，为无上之妙品。燥痰一化，胆气自舒；阴液既充，燥热亦解。所谓欲化其痰，必清其火，欲清其火，必滋其阴是也。即此一法，便为阴虚劳热者度尽金针矣！《金匮》言劳偏主阳虚，虽所言阴虚者只此一段，却亦法理俱备，启人思路不小。

至若后人阴虚劳瘵之治，则连篇累牍，不能穷尽，但总以阴虚火盛四字为提纲，五脏脏阴不足，五志过极，皆从火化，火盛阴津愈伤，阴伤则火愈盛，循环不已，非阴竭不止。五脏之中，以肺肾两脏为尤要，以上损起于肺，下损起于肾也。从上损起者，先咳嗽而后痰红；由下损起者，先遗精而后动血。若痰红之后，咳嗽更甚；动血之后，遗精依然，精血两伤，则上下告竭，尤为危重。又凡上损、下损之证，均以及中为极，过中则难治，故劳症见便溏纳减，急须培土，惟培土亦有分等，以脾胃同属中土，而有阴阳之不同：脾阴喜燥，胃阳喜润。东垣一生注重脾胃，但只顾得脾土一边。治脾之药不能治胃，倘属胃阴不足之证，而用温燥培土，是速其殆耳。昔贤若缪宜亭、叶天士诸氏发明阴虚劳瘵之症，因劳瘵及中，每伤阳土，胃阴告竭，舌光如镜，便溏食减，万不能以温燥扶脾之法治之，犯则必致动血伤阴，咳嗽痰红必然增剧，另出清养胃阴一法，取石斛、扁豆、山药、莲子、麦冬、苡米之类，养胃阴、培中土，而温燥之弊除，法全理足，实实可补前人之不足，孰谓后人必不及前人耶？其余治疗方法，晚近各家书中言之綦详，尤当博考。

更有大虚致实，虚证实治之法。“五劳虚极羸瘦，腹满不能饮食，食伤、忧伤、饮伤、房室伤、饥伤、劳伤、经络营卫气伤。内有干血，肌肤甲错，两目黯黑。缓中补虚，大黄䗪虫丸[38]主之”。即俗言干血劳之症治也。今人单以用之妇人，若男子无干血劳，此一误也；又以干血劳为劳证之特立者，一若其初起即为干血劳，此二误也。实则干血劳之证，男子每每见之，不独妇人；且各种劳病皆能转成干血，不必初起定然。原文所言五劳七伤。虚极羸瘦，即统言一切劳伤皆是致成干血之病因也。一切虚劳羸极之时，但见干血之象，便当先用通润之剂如大黄䗪虫丸者，润以濡其干，通以去其瘀，然后方可用补虚之品。否则干血不去，新血不生，藉寇兵而资敌粮，殊非良计。“缓中补虚”四字，乃缓用补虚之误，意谓虚劳而见干血者，当先去其实，实去方可补虚，故曰缓用。非谓不可补，特当待时而补耳。后人以缓中补虚原字作解，勉强牵合，终属囫囵吞枣。若谓去邪即所以扶正，攻实即所以补虚，已属通套之敷辞；或更谓大黄䗪虫丸即是缓中补虚之品，如修园《浅注》所云者，真为书生之浅见矣。何以知其内有干血？肌肤甲错，两目黯黑二症为的据，甲错如鳞甲之错，黯黑见于目圈，便知内有干血，即可进䗪虫法。其症每兼少腹胀痛而硬，上有青紫盘文，指甲多灰白色，留心细察，可辨甚多，惟不若肌肤甲错、两目黯黑之必见，故仲景以此为主。此等辨证处最宜熟记，以便临诊施治。此乃“大虚致实，先治其实”之法。干血既行，可用麦冬汤〔151〕、炙甘草汤〔192〕以及归脾汤〔96〕、四物汤〔100〕等补而润之，则缓用补虚之治矣。

〔注一〕此指小建中汤。

〔注二〕此指八味肾气丸。

第十二篇 肺痿、肺痈、咳嗽、上气病解

同一肺病，肺痿、肺痈虚实不同；同一肺痿，寒痿、热痿证治有别；同一咳嗽上气，气火上冲、痰水内逆又不同也。列三症为一门，明乎疑似之分，不可不辨也。

今先言肺痿：肺痿之因，起于津亡肺热，而所以致此津亡肺热者，则另有因矣。“热在上焦者，因咳为肺痿”。上焦肺所处，是肺受热而痿也。“肺痿之病从何得之？师曰：或从汗出，或从呕吐，或从消渴，小便利数，或从便难，又被快药下利，重亡津液，故得之”。是肺痿肺热津亡之因也。因虽不同，而汗出、呕吐、消渴、小便数，均为伤津劫液而致病则一。大便难，肠中液少，肠充津润也，复用快药下利，下多亡阴，重伤津液，津液既亡，肺热复炽，而肺痿之症成矣。

肺痿之症，咳嗽，口渴，息张口，吐涎沫，舌光，脉虚数。久则肢体痿软，不利举动，形瘦骨立，致不能起于床，则风消息贲而死。良由肺阴暗伤，肺热内炽。肺朝百脉，肺津不足，不能输布，百脉失荣，关节不利，则生痿躄，故肢痿不能步履。肺主肃降，肺炎叶举，肃降不行，鼻为肺窍，肺气上逆，则窍不下通、气反上逆，故喘息咳嗽；窍不通则息不从鼻而从口出，故

张口喘气咳嗽。肺主布津，肺叶上举，津不下布，聚而成沫，因咳而出，则吐涎沫。其色纯白，不能断为寒饮，以肺热火炎，津未凝结即已吐出，故不及变色，不可拘于黄痰属热，白痰属寒之成说也。细为分辨，亦有不同。肺痿所吐乃涎沫，并非痰也。若已凝结成痰，时间长久，断无不黄之理，设若不黄，便是寒饮。今仅为涎沫，可知其势急逼，津液未停即已上出。故肺痿之咳，必连续无断时，其吐涎沫，频频无休歇，方能显出火性急迫之象。肺有热则口渴，肺津竭则舌光；脉数为热，脉虚为津涎不足也。脉症相参。毫无疑义，即可依肺痿之法施治。《金匮》肺痿并未出方，或有缺简，惟清热生津、肃肺降逆，当为一定不移之治。麦门冬汤〔151〕可以借用；喻氏清燥救肺汤〔311〕尤为适合，投之得当，自有良效。

若言寒痿，则证治大有不同矣。“肺痿吐涎沫而不咳者，其人不渴，必遗尿，小便数，所以然者，以上虚不能制下故也。此为肺中冷，必眩，多涎唾，甘草干姜汤〔85〕以温之。若服汤已，渴者，属消渴。”此条即寒痿之证治也。既知肺痿必吐涎沫，惟热痿必咳，寒痿不咳；热痿口渴，寒痿不渴；更有遗尿、小便数之不同。咳即热也，渴亦热也，不渴不咳，已非肺炎叶举之象。肺为水之上源，肺中虚冷，上虚不能制下，下无约束，便见遗尿、小便数，其虚寒之征已显著矣。从不渴不咳，断其非热痿；从遗尿、小便数，断其为肺中冷。即知其眩者乃清阳不升，浊阴填塞；其多涎唾，乃阳虚不能约束津液，非守津液如甘草干姜者，必不能胜任。此寒痿之病因证治也。甘草干姜方药仅两味，干姜温寒守中，治其肺冷，炙草甘守津还，治其唾多，极相吻合，简洁有致。若下元亦虚，精不化气者，可复从《千金翼》炙甘草汤〔192〕、刘氏地黄饮子〔126〕意，与甘草干姜上下并治，收效尤速，此寒痿之大概治法也。《金匮》又言，寒痿本不渴，若服此汤而渴，便是消渴，当从消渴门中求治法，可见病证瞬息变幻，便当步步转移，不必拘守成法，其意深矣。综上所述，寒痿、热痿远不相同。热痿乃肺热津亡，肺炎叶举；寒痿乃肺中虚冷，上不制下。热痿宜生津清肺；寒痿则宜温中守液也。

惟肺痿虽有寒热之异，等是虚也。若与肺痈较，则更有虚实之不同。“寸口脉数，其人咳，口中反有浊唾涎沫者何？师曰：为肺痿之病。若口中辟辟燥，咳即胸中隐隐痛，脉反滑数，此为肺痈，咳唾脓血”。“脉数虚者为肺痿，数实者为肺痈”。此即言肺痈与肺痿之不同也。脉数虚者为肺痿，以肺热津亡；脉数实者为肺痈，以痰瘀热结。一虚一实，大纲整然。虚实既明，再言肺痈之本症：胸中隐痛，痰瘀内结，肺痈之内症也；咳吐脓血，痰腥口臭，肺痈之外征也。按脉滑数，为痰热实象。数者结合，知其为肺痈无疑矣。

辨证既明，即当推求其病因治法。“问曰：病咳逆，脉之何以知此为肺痈？当有脓血，吐之则死，其脉何类？师曰：寸口脉微而数，微则为风，数则为热；微则汗出，数则恶寒。风中于卫，呼气不入；热过于营，吸而不出。风伤皮毛，热伤血脉。风舍于肺，其人则咳，口干喘满，咽燥不渴，多唾浊沫，时时振寒。热之所过，血为之凝滞，蓄结痈脓，吐如米粥。始萌可救，脓成则死”。此条即言肺痈之病因也。肺痈证实，脉当滑数，当数实，今反云微数，不相悖乎？此等处仲景文中最多，万不可以辞害意，即本条文字，亦当采其大意言之，决不能字字考求，指实作释。后人以下有“微则为风”句，指为浮字之误，似乎甚是，然亦有不确处，下文又有“微则汗出”句，一处字误，不当两处尽误也。或有释作不显者，谓微为显之对，风热伏肺，留恋不出，其形不显，故脉微数，微数者初起火伏，滑数者已成邪盛，亦似言之成理。实则拘牵之解，盖均因认定微字为微脉，无可设辞，又不敢强改原文，故作此浑通之论。今照其文意推之，盖欲以寸口脉微而数四字，推演其因热而汗出受风之理而已，非真有此脉，盖假定也。热当脉数，风当脉浮。若因伏热而逼汗外泄，汗出表必虚，表虚则易于受风。既因于热，复感于风，自当现出浮数之脉，以应风热之证。惟因汗出表虚而受风，则浮中必显不足之象，故不曰浮数，而以微数代之。“微则为风，微则汗出”二句，即知其所云微者，必浮而微弱，以示汗出表虚之意，非真微脉也，究竟亦属想象之理。非肺痈必有此脉，读者亦不必于此脉上刻意研求，但知其意谓肺痈之起，由于内有伏热，复由汗出受风，则可矣。肺主气，其合彼毛，风中于卫，则舍于肺，而伤其所合之皮毛；热过于营，舍而不出，则伤血脉。血脉瘀凝，风热不解，则肺痈以成。其实荣、卫不能分作两截，风热不能各中一途，断无风但中卫、热但伤荣之理。故亦不能拘于原文之语，惟大要知其为风热恋肺入荣，肺气不降，血脉凝瘀，则成肺痈，亦可矣。其症口干喘满，口干为肺热，喘为气不降，满为痰瘀结也。其咽燥不渴者，乃渴而不饮也。咽燥为热，不欲饮有二：一为中有痰湿，二为热在血分。肺痈之证，热本在血，又有痰湿互阻于中，二因并有之矣。多唾浊沫，与肺痿同，热盛于里，逼津于外也。《金匮》即以此一症之同，恐有误认，故特为分别其余各症虚实，以免误治。时时振寒，此寒非表邪，亦非表虚阳虚，乃热盛于里，热极生寒，《内经》所谓“诸禁鼓栗，皆属于火”是也。故不曰微则恶寒，而曰数则恶寒。“数则为热，数则恶寒”二语相连，其义深矣。风热恋肺，由气入荣，气热不行，则津结成痰，荣热不行，则血热成瘀。蓄结痈脓，吐如米粥，始萌腥臭，尚可图疗。若吐脓血，治则难矣。此二条文字，先言肺痈与肺痿之别，继言肺痈之主症，再言肺痈之病因、肺痈之脉象及其轻重死候，均详为分析，肺痈之论，至此已详。

言其症治，《金匮》本出二方，“肺痈，喘不得卧，葶苈大枣泻肺汤〔323〕主之”。“咳而胸满，振寒脉数，咽干不渴，时出浊唾腥臭，久久吐脓如米粥者，为肺痈，桔梗汤〔253〕主之”。上列各症，前均论及，无庸再赘。惟云时出浊唾腥臭，则前文所无，亦肺痈之重要见象，比吐脓血尤为重要。其故何哉？以痰带腥臭，为肺痈初起之象，故下文接言久久吐脓如米粥，久久始吐脓，则腥臭为初起可知。前条谓始萌可救，脓成则死。若初起之时，即能发觉，治之较易。故腥臭易治，吐脓难疗，亦即腥臭之症较吐脓为尤要之意也。二方之力，桔梗轻而泻肺重，桔梗和而泻肺峻。然取用之时，反先用泻肺，后用桔梗。未成之时用泻肺，泻肺汤中葶苈为君，泻肺气、逐痰热，治其成脓之源也，佐以大枣甘温扶中，以和药力。脓尚未成，痰热已痼，急宜去其痼结，以杜蔓延。若脓成溃后，则毒已燎原，决非急攻扫荡、峻剂所能排出。惟有用桔梗汤方，桔梗苦泻辛开，泄其痰热，甘草解毒消痈，治其痈脓，缓图功效，以为日就月将之计，力惟求缓，药不嫌轻，方中甘草为要药，宜生用，其量倍于桔梗者，正取其甘缓耳。若肺痈初起，标症甚急，吐浊无时，但坐不卧，目痛如脱，胁痛不能俯仰，则痰热之结更甚，逆气之冲亦剧，非用峻剂不能遏其病势。仲景有皂荚丸〔168〕一方，单用皂荚一味，丸以蜜法，和以枣汤。皂荚泻实，急泻其上涌之痰涎；枣蜜和中，略制其慓悍之劣性。权宜之计，非此不可。其方力之峻，较之泻肺又进一层矣。

后人治肺痈之方，鲜有佳者。惟《外台》三物白散〔21〕泻痰涎、开结闭，《千金》苇茎汤〔153〕化痰热、通瘀凝，可补不足。苇茎方最佳，肺痈初起及已成均可用之，苇茎清肺热为君，苡仁化痰热为臣，桃仁、冬瓜瓣去瘀凝为佐，用之颇见效，更合甘桔〔88〕，则意尤周密矣。治肺痈攻补兼施，亦属定法，葶苈泻肺虽为经方，惟大枣甘温壅中，痰热结而见痰腥胁痛者，殊不相宜，虽有葶苈之功，不能掩过，不如易甘草为妙。皂荚丸惟病势急者偶一用之，原非常法。三物白散中有巴豆，大热大毒，亦非肺痈有痰热者所宜，更当斟酌病情，方可取用。

其久病之后，痰如米粥，而无臭气，色不黄，质不厚，舌不绛，脉不数，或脉象虚数虚大，重按无根，气喘汗多，虚象毕露，又当从内痈溃后败疮之治，峻补肺气，益气托毒，养阴和荣，如黄芪、麦冬、归身、白芍、川贝、瓜蒌、山药、玉竹之属。倘仍用攻泻，祸不旋踵。但有细察虚实，虚证显著，尚可取用。若痰热瘀凝未化，误投补剂，痼其痰火，则难治矣。更有吐痰青绿如弹丸，味腥而不臭，咳嗽痛在左胁，寒热往来，胸痞气塞，不得左卧者，为木火刑金，肝病及肺，系《内经》所谓“劳风”之证，又所谓“右不得卧为肺损，左不得卧为肝伤”是也。肝伤可治，肺损难图。昔贤梅连汤〔275〕、柴前梅连煎〔262〕二方治劳风咳嗽、痰色青绿，症见合符，灵效如响。若右不得卧有实症者，从肺痈治；见虚症者，从肺损治。痰饮留、癖、悬、支，亦多是象，不可不知。初起葶苈泻肺；体实十枣〔5〕、控涎〔289〕；体虚枳术丸〔203〕为最妙，常服日服，痛渐下移，稍能转侧片时，即有希望，但非一朝一夕之功耳。因论肺痈，牵涉至此，虽不无小补，但已越乎范围之外。

今当转言咳嗽上气：上气有与咳嗽同见者，有单见上气者。惟上气有不咳嗽，而咳嗽则无不上气。本篇所言，盖以咳嗽上气为一证，而辨其病因，非以咳嗽与上气为辨也。上气之内状为气冲，上气之外征为喘促，气上则咳，气上则喘，其因实同。故咳病多喘，即有不喘者，亦必喉中作痒，非咳不可。可见咳嗽之来，固无一而不由上气。第言上气之来因，则非一言可了，一事而已，略言之，则寒束于外、饮停于内、肺胃逆于上、肝肾冲于下、水饮上冲、气火内逆，均有上气之可能。虽云上者下之，究竟所上之原因不同，自当因证施治，决非一降便了。

本篇所论之上气，仅举其二事以言，即水饮上冲与气火上逆是也。水饮上冲，实证也；气火上逆，虚证也。今先言水饮：饮邪射肺，上气咳逆，本有寒热两种。水寒之气，挟冲而动，肺不降气，肾失摄纳者，有苓桂味甘〔182〕法、肾气丸〔189〕法；挟表寒者有小青龙〔44〕法，详见痰饮门中。若胃热消渴，饮水过多，水停不化，热伏不出，热伏于里，则为烦躁，水射于上，则为喘咳，甚或目如脱状，则为肺胀。此热饮也，饮宜温，热宜清，一方之中须兼温清两法，小青龙加石膏汤〔45〕为之主。青龙温散水邪，石膏清化里热。越婢加半夏汤〔327〕、厚朴麻黄汤〔224〕亦同此意。惟越婢石膏用至半斤，而无桂、辛、姜、味，是清热重于化饮也；小青龙加石膏分量固相等，而主方皆温化药品，惟石膏一味清热，是化饮重于清热也。一则加半夏以治饮，一则加石膏以清热，方意本同，惟既云加者，是于本法之中加味，以资兼顾，自以本法为主，加味为佐，君臣之间，大有差等。故加半夏以治饮者，热为主法；加石膏以清热者，饮为君治，可以想知也。仲景之书，义理谨严。细微处均有至理，玩味无穷，所以能为后世法也。厚朴麻黄汤与小青龙加石膏相仿佛，而略有分别：一多厚朴、杏仁、小麦，一多桂枝、芍药、甘草，其中加减，亦有深意。《金匮》脉浮厚朴麻黄汤，脉沉泽漆汤〔196〕。后人注释，每谓脉浮在表、脉沉在里，以别二方之用，实未尽合原意。单从厚朴麻黄与泽漆言之，固无不合，惟以广义言之，小青龙加石膏汤中有桂、芍、甘草，和荣解肌，脉浮宜表者，正合取用。何以不用而必另出一方，且减去解表之药，而反加以厚朴、杏仁之降泄，则知其意必非仅指脉浮在表一层矣。泽漆治里，方中桂枝犹可诿为通阳。厚朴麻黄治表，方中厚朴、杏仁、干姜、半夏、五味均水在心下之治，水停心下，宁可谓之表耶？实则此等处，只是分法，并非分病。青龙厚朴同一温通化饮、辛凉清热法也，热饮水停心下，咳嗽烦满。则可用此。水之坚结不甚者，心下痞。按之自濡，用麻、桂、辛、姜温散，必兼甘、芍、味之和，即用小青龙加石膏；水之坚结已甚者，心下痞坚，则当重用开泄，故不用甘、芍，仲景所谓胸满忌芍药、中满忌甘是也。桂枝通阳化气，只能治未凝之水饮，而不能治已结之癖邪。心下痞坚，水已坚结，开泄重于表散，故用麻去桂，复加厚朴为君、杏仁为佐，以泄气行水破结。是二方之不同，一治大实，一治小实，一则辛散为君，一则苦泄为主，是则厚朴麻黄非治表之专方矣。水饮内停，体实近表者宜于散，近里者不宜表。咳喘宜表，体虚者或表而不效者，麻黄不能用矣。痞坚宜泄，体虚者或泄而复甚者，厚朴不能用矣。乃更出泽漆汤一法，人参补虚，桂枝通阳，黄芩清热，紫菀、白前以化痰，生姜、半夏、泽漆以行水。其用意：通阳化水、苦寒清热亦与前同，惟因体虚，故去麻黄、厚朴、细辛等之开泄，而加以人参之补虚，与痰饮门中之木防已汤[59]极相似。如此则泽漆汤岂专为里设耶？《金匮》所言肺胀诸条，均是痰饮挟热者。若夫纯属寒饮上冲，喉中作水鸡声，无烦热症者，射干麻黄汤[265]主之。麻黄、射干辛开表寒、苦清肺热，细辛、生姜温散水气，紫菀、款冬温肺，半夏、五味降逆，内有寒饮、外束新邪者，用之极效。凡此种种，均言咳嗽上气痰饮之证治也。辛温开表、寒凉清里治热饮，辛温开表、苦温化里治寒饮，则又为法中之二大法也。

再言气火上逆之咳嗽上气。其症气升则咳，痰燥而稠；甚则干咳无痰，气塞胸闷，咽喉燥痒，大便闭结，舌苔光绛。“火逆上气，咽喉不利，止逆下气，麦门冬汤主之”是也。咽喉不利，乃喉中如梗，或觉咽中有物，吞不下，吐不出，则梅核气之渐，其因由阴虚火郁、气火上逆而来。麦门冬汤人参、甘草、麦冬生津育阴而清气火，半夏、粳米、大枣和胃降逆下气，气下则咳平咽利。此方得力在半夏一味，与麦冬同用，用长舍短，配合极妙，或以其温而畏之，不知制方之道矣。后人生脉[108]即从此出。惟用亦有法，气阴两伤，气火上逆者，用本方照原法无须加减。单属阴液不足、气火上冲者，参、枣甘温过甚，虽有麦冬，力孤难制，宜去麦冬，易详参，或加元参、牡蛎、乌梅、雅连之属，以育阴泄火，功效尤捷。加减之法，亦当留意也。

第十三篇　腹满病解

人身背为阳，腹为阴；胸为阳，腹为阴；少腹属少阴，少腹两旁属厥阴，腹中属太阴。腹满，太阴脾土之本病也。

《伤寒论》云："太阴之为病，腹满而吐，自利，食不下"。又云："腹满时痛者属太阴。"太阴腹满，有如阳明之胃家实，一经之提纲也。虽杂病不同于伤寒，而分经无异，故本病之腹满，亦以太阴脾土为主。脾为阴土，喜温恶凉，脾阳不敷，浊气凝聚，则为腹满。太阴与阳明相表里，阳明之胃家实，属实热，宜攻下；太阴之腹中满，为虚寒，宜温中，亦对待之见象。是腹满之病，本在脾土，腹满之因，由于虚寒，无疑义矣。惟是本因虽同，兼见各异，同一虚寒腹满，然有虚多寒少者；有寒多虚少者；有专属太阴者；有兼关厥少者，是亦不可不辨。"病者腹满，按之不痛为虚"。"腹满时减复如故，此为寒"。夫虚气作满，盛寒作痛，满甚于痛者虚多，痛甚于满者寒胜。今见满而不痛，是虚重矣。脾阳不通，中气痞塞则为满；清阳有时而复张，故满减；浊阴有时而复胜，故复满；阴易胜，阳难复，是以减而不愈，旋即如故。此寒也，乃阳虚阴胜而生之内寒，是亦虚为重而寒为轻矣。参之各候，中气虚寒，清阳下陷则自利，自利者里虚也。中气虚寒，清窍不摄则清涕出，清涕者，阴邪害阳也；阴气下盛而阳气不振，则喜欠伸。气虚寒盛，肺气不能舒张，则欲嚏不能。各症相合，则腹满之属脾土虚寒，虚多寒少者甚明。以此言治，但当温补其虚，不必温通其寒，寒自内生，虚复则寒自退。若腹满时痛，则虚寒并盛；腹中切痛，腹中大痛，则寒重于虚。又当温寒为主，补虚佐之，如大建中汤〔30〕以干姜、蜀椒为主，而佐以人参者是也。其兼关厥少者，以脾为阴土，肝为微邪，肾为贼邪；肝为风木，肾为寒水；风木扶寒水之威，合而贼土，如本文各条中腹满而兼见“胸胁逆满”“呕不能食”“两胠疼痛”“胁下拘急”种种者，均是厥阴经见证。肝脾同病，二脏相乘，比太阴之本脏自病者，较为复杂。至其治法，则肝病传脾，当先实脾，《金匮》已有明文，况此证系肝木乘虚而动，标在肝而本在脾，如大建中之专建中气、振中阳、祛中寒，培土以御木邪，原为正治。或如附子粳米汤〔177〕之重用甘枣，于温寒助阳之中，复用甘药。以缓肝急，尤为周密。举一反三，则伤寒太阴门中之桂枝加芍〔248〕一方，又何不可以借治。总之。腹满一症，虚为本，寒为标；脾为本病，肝肾为兼见，有条不乱，有序可循，至若腹满胀痛拒按之属实属热者，当别论之，非《金匮》之范畴也。

第十四篇 寒疝病解

疝之名称众矣。《内经》七疝：曰冲、曰狐、曰厥、曰㿗、曰瘕、曰𤸇、曰癃。《病源》七疝：曰厥、曰癥、曰寒、曰气、曰盘、曰胕、曰狼。子和七疝：曰寒、曰水、曰筋、曰血、曰气、曰狐、曰㿗。其他诸家，尚有另立名目者，不可胜数，名愈多而愈纷，学者茫然，无从记忆。

提纲挈领，以言其主因：《内经》则主于任脉，所谓"任脉为病，男子内结七疝"，七疝虽殊，不离乎任。子和则主于肝脉，所谓"肝脉络阴器，诸疝不离乎肝"。

以言其治，《内经》不出方。子和专写实，未足尽也。丹溪晚出，别有发明，谓前人论疝均主于寒，实则湿热内蕴，新寒外束；或始由寒起，火郁化热。况厥阴为寒热之脏，尤当寒热并用。再辨其寒者多痛，热者多纵；湿则肿坠终日不消，虚则肿坠有时而减；在血则不移，在气则多动。理愈后则愈备，法愈多而愈详，无间言矣，语详杂病门中，兹不复赘。

今所言者，《金匮》之论疝耳。《金匮》为杂病之祖，发《内经》之所未发者也。《内经》论疝，尚有七法；《金匮》论疝，仅有三法，何其简陋乃尔？不知《金匮》所记，均从实验得来，所述病状，一皆出于实见，所立之法，行之甚效。其中各门方治，有极详者、有极简者、有全缺者，均就当时之实验而论述，非空想虚构者可比。

即以疝论，其独以寒疝为篇名者，非谓有疝皆寒，特就其寒者而言之耳。仲景于疝之属寒者，制方以治，治有特效，故垂法后世，然又恐后人之误以统治诸疝也，故特以寒疝为限而名之。“寒疝绕脐痛，若发则白津出，手足厥冷，其脉沉紧者，大乌头煎[25]主之”。即《内经》所言之瘕疝也。《素问·玉机真脏论》：“脾风弗治，脾传之肾，病名曰疝瘕，少腹冤热而痛，出白”。出白二字王冰释作溲出白液，白液、白津，人多莫得其解，或释为白淫，或指为淡汗，或指为漏精，或更指白津为自汗二字之误。然按方考之，此条治疗只用乌头一味，乌头大热辛散，白淫属于阴虚火动，固所不宜。遗精、漏精虽有属于阴寒者，但宜温摄，不宜温散，乌头又非全剂，是方病不符矣。况手足逆冷，而脉见弦紧，证属寒，而决非虚寒，焉有自汗、淡汗、遗精之虚象？证既属寒，又焉有白淫阴虚火动之热症？其实白液、白津同是一物，即大便不爽如滞下，出白脓也。绕脐作痛，痛发则出，不痛则止，亦与滞下同。其所异者，手足厥冷，脉来沉紧。沉紧、厥冷均属大寒之象，大寒内犯肝肾之经，肝主疏泄、肾司二便，寒凝于中，则绕脐作痛；寒抑其阳，则手足作冷；寒滞于肠，则出白液白津，方用乌头大辛大热之品，破沉寒、消寒积、祛宿滞、豁风痰，此为寒疝之极重者，故药亦极重也。

至若《内经》之论瘕疝，因虽同而症已变，无手足逆冷之象、弦紧之脉，而症见少腹冤热作痛，是寒滞不除，内已化热。当从丹溪寒热并治之法，如乌头栀子汤[73]、仓卒散[68]意，甚则用川苦楝散[40]法，不得专从寒治。同一疝痛，同一出白液，脉症既殊，治法便异。故知仲景此条之不曰疝瘕而曰寒疝者，恐后人以此法而治《内经》之少腹冤热瘕疝也，微矣，细矣！

若寒气上冲，厥逆而痛，如冲疝、厥疝者，单用乌头恐不中病，故加细辛以通脉温寒，苓、夏以和中降逆，更用朱砂为丸，镇坠其上冲之逆气，当变大乌头煎方面为赤丸[157]法矣。

若腹中痛、逆冷、手足不仁，而兼见身体疼痛者，是寒疝发于内，新寒束其外。专用乌头只能治里，不能及外，故加桂枝以散表寒，辛温亦能通寒以治疝，既能散外束之邪，又能佐乌头之用，一举而两美备，又当变乌头煎方而为乌头桂枝汤[74]法矣。

更有腹痛连胁，里急而无出白之状，内本无滞，但虚急耳，与杂病之虚坐努责同。腹痛、胁痛虽属于寒，里急无滞，实由于虚，其痛必然喜热喜按。上述诸法，均不相宜，当以温血散寒补虚为宜，故用当归以温血，羊肉以补虚，生姜以散寒，而为当归生姜羊肉汤[132]法。证变不同，制方亦异，用之得当，方能奏效，惟当审证而用耳。

《金匮》内伤杂病门中，又有阴狐疝一证，偏大偏小、时上时下者，用蜘蛛散[348]。蜘蛛去瘀消肿，桂枝疏木温寒，为寒瘀疝气主法。桂枝辛温，蜘蛛苦寒，亦寒热并用也，当亦属于寒疝之一种，故列于后。

【按】 关于七疝之名，《素问·骨空论》提了一句纲领："任脉为病，男子内结七疝"，但仅提到了冲疝一证，未及其他六疝。试合他篇所有疝病的条文，则有《脉要精微论》的心疝；《大奇论》的心疝、肺疝、肝疝、肾疝、三阴疝五种；《四时刺逆从论》的心风疝、肺风疝、脾风疝、肝风疝、肾风疝、狐疝六种；《阴阳别论》、《至真要大论》、《平人气象论》均有疝瘕（后世即称为瘕疝）。如此则五脏之疝（包括五脏风疝）以外，尚有冲、三阴、狐、癞、瘕等，已不止七疝之数。马莳注《内经》，认为七疝系五脏疝及狐、癞二种；秦伯未以寒、水、筋、血、气、狐、癞为七疝，是出于张子和。

试再从《灵枢》求之，则有心疝、脾疝气、癀疝、狐疝、卒疝（卒字意为猝然发作，是仓卒的形容词，不是病名），不足七数。

至于《诸病源候论》言七疝之外，复有五疝，曰石、血、阴、妬、气者，巢氏文中提到范汪所录"华佗五疝"，是否即此五种，尚不得而知。另外巢氏又有心疝、饥疝、疝瘕三候，同列于疝病门中，则疝病至少有十五种了。

第十五篇 宿食病解

何以谓宿食？宿者昔也。谓昔日所进之食物，停留不化，因此致病，故曰宿食。宿食者病之主因也，人身自口纳以至便出，均为饮食所经之地。饮食所经之处，即食物可滞之所，宿食之滞也无定处，因虽同而病处不同，故分三脘。“宿食在上脘，当吐之，宜瓜蒂散[117]”。上脘宜吐，则宿食宜下者，自当属中脘下脘。上脘膈间，中脘心下，下脘脐上，别三脘者，辨其病之所在也。病处不同，治法亦异，然其因于宿食则一。

宿食之病状，虽因部位之不同而异见，然必有主要之点，即满痛是也。宿食在上脘者，则胸膈满闷而痛；至中脘者则胸腹满痛；在下脘者则脐腹满痛，痛处虽不同，然宿食之必痛，一也。或谓仲景宿食文中，无言腹满痛者，何以遗其主征耶？曰：仲景列寒疝、腹痛、宿食于一门，原有深意，以三证皆有腹痛，而因治各别，互相比较，以明其治。后人移易，每失原状，非贯通参互读之，不得其解。“病者腹满，按之不痛为虚，痛者为实，可下之。舌黄未下者，下之黄自去”。“腹满不减，减不足言，当须下之宜大承气汤[31]”。“按之心下满痛者，此为实也，当下之，宜大柴胡汤[33]”。凡此诸条，均为宿食外著之明证。何以知其为宿食明证，“脉数而滑者，实也，此有宿食，下之愈，宜大承气汤”。

既云实者有宿食，则上文之云实者，均属宿食无疑。况“阳明病胃家实”，“胃家实有燥矢”，《伤寒》已有明文，燥矢与宿食相去一间耳。燥矢是热邪入胃，热搏而成实；宿食是积滞不消，化热而成实。一篇之中，从一条之“实”字断为宿食者，而推断各条之“实”字皆为宿食，以本文证本方，无疑义矣。观此则知三证虽均有满痛，而按之痛者为宿食，按之不痛者，非宿食矣。腹痛不减者为宿食，痛减而复如故者非宿食矣。舌黄未下者为宿食，不黄或黄而已下者非宿食矣。或又谓本篇大建中[30]证，亦痛而手不可触，何以非实？不知大建中证之主文，在“上下痛”三字，上下走痛，则痛是无形之虚气，故宜温寒。宿食有形之物，着处不移，既知上下之痛为虚寒，则更知不上下移动之痛为实滞，为宿食矣。拒按一也，不减二也，不移三也，此三症可作为辨证之主症。既于满痛不移、不减、拒按三者，断决其为宿食，然后参之以脉，以为处方。经云：“上部有脉，下部无脉，其人当吐，不吐者死。”谓食塞于上，而脉绝于下也。食在上脘，胸膈满痛者，见此脉即可决其当吐，瓜蒂散在所必用。吾于此段仲师经文深有悟会，因上脘而推及中下脘，曰：“寸口脉浮而大，按之反涩，尺中亦微而涩，故知有宿食，大承气汤主之”。寸口上部也，食塞于中，气壅于上，故脉见浮大；尺中主下、涩者滞也，食滞于下，脉涩于内（沉按）；微者沉滞也，食塞于中，脉绝于下；结热阻截荣气，不得达于四肢，故脉见微涩，正所谓阳症似阴，大实似虚也。食在中下脘，脐腹满痛者，见此脉即可决其当下，大承气在所必用。若浮涩见于右关一部，则胃热有余，脾津不足，宿垢不得下达。《伤寒论》所谓“浮则胃气强，涩则小便数，其脾为约”证也，当变大承气为麻仁丸[297]例矣。脉滑数者为阳，宿食见之为热实，宜大承气；脉沉紧者为阴，宿食之为寒实，又当变大承气为大黄附子[35]例矣。苟不辨别明审，见弦紧而误投凉下，增下寒则气冲，损中阳则胸痞，必致变成坏证，如“绕脐痛，必有风冷，谷气不行，而反下之，其气必冲，不冲者，心下则痞”是也。

既辨审其症状，又参合其脉象，应下应吐，应寒应温，方有一定之法度。又当考其变象、合病：如宿食有腹满痛而下利不能食者，不能食即热结之征，能食者但硬耳，热结而见下利，即旁流也。热结旁流本宜承气下之，若以下利不能食，而断为脾虚，则误矣。有腹满而头痛如劈者，食滞郁结，气火上冲清空也，可下之。腑热通则上痛止，如鸟巢高颠，射而去之，勿见头痛而投表散，仍应从宿食作治。若头痛而见脉浮身热，则是外感风寒，内伤食滞，虽有腹满痛之状，亦当表里并治，“病腹满，发热十日，脉浮而数，饮食如故，厚朴七物汤主之[222]”。用桂枝法[242]以解表，承气法以攻里，即是此方之意。推而广之，则邪在少阳，内有宿食，又当和解枢机与攻下同用，本篇大柴胡汤，更为恰切。本病、变证、合病，能一一分析，明白无误，则宿食之治，如指上观螺，无遗珠之憾矣。

第十六篇 痰饮病解

痰饮一证，莫备于《金匮》。《金匮》虽以痰、饮并称，而篇中所论，每每偏重于饮，以六证（痰，悬，溢，支，留，伏）论，痰饮特其一耳。其余均泛指饮病而言。饮者水也，故其论饮也，不离乎水，曰“水走肠间”，曰“水流四肢”，曰“水流胁下”，曰“水在心”“水在肺”“水在肝”“水在脾”“水在肾”，无一不从水言，是饮病皆由于水，治饮但治其水可矣。惟是水也，从何而生，从来善释《金匮》者，首推嘉言喻氏。喻氏之论饮也，曰“人身所贵者水，天一生水，乃至充周流灌，无处不到，一有瘀蓄，即如江河迴薄之处，秽莝积聚，水道日隘，横流旁溢，必顺其性而利导之，庶得免乎泛滥”。此说诚是，惟以痰饮之水为天一之水，则大谬不然。天一之水，精也，血也，津液也，乃人身之至室，惟患其少，不患其多，安有变为痰饮之理？即有津液不化，酿而成痰者，亦在少数，不在痰饮例内。且其病极重，日以增剧，如痰饮所吐之痰，动辄盈盆盈盏，连年不休，天一之水，岂能若是之多乎？津液所化之痰，岂能若是之易乎？又岂能连年举发而不殒其生乎！凡此种种，均属可疑之点。实则此水也断非内生，既非内生，当是外来无疑矣。夫以字义论，凡流质从口入者，均名曰饮，《孟子》云：“冬日则饮汤，夏日则饮水。”病本因水而得，不曰水而曰饮者，明其水之从外入也。顾名思义，则仲景之以饮字命名，大有深意。饮入为水，水停为饮，仲景痰饮门中之屡屡言水者，著其病也，标题为饮者，明其因也，一言决矣。惟其水自外来，故曰走、曰停、曰流、曰在，种种字面，内发者不当也。重申之曰：“病人饮水多，必暴喘满。”又曰：“食少饮多，水停心下。”其于痰饮之因，属于外来之水饮停聚，已昭然揭明，何后贤之聚讼兰亭，纷纷不息耶？是饮病一证，在《金匮》本极明显，乃喻氏一注之后，反使变实为虚，变外为内，病因颠倒，开后人滥用滋补之习，喻氏实始之也。

再论痰、饮二字，合而言之是一病也，积饮成水，水聚成痰；分而言之，则稠者为痰，清者为饮。痰因于火，有热无寒；饮因于湿，有寒有热。其实痰、饮之源，均属水湿，世俗相辨，但以经火灼者则稠而成痰，不经火灼者则清稀而成饮耳。且有热痰亦有热饮，有寒痰亦有寒饮，徒乱人意，分与不分何异。以鄙意观之，则痰饮之分，不在清稠，不在寒热，当假定为内外之辨：痰自内生，饮从外入，脾精不供为痰；肾液不化为痰；肺津不布为痰；脾郁化火，火煅津液为痰；心阳郁遏，气凝津聚为痰。痰自内发者皆属之。若积水停饮，从外入者，均当属饮，如此分别则明白合理，无疑滞矣。痰饮一门，饮为主而痰为附，惟水饮之停，每有因痰而起者，如脾胃素有湿热，湿热交蒸，津液不化，酿而成痰。顽痰胶固不解，然后入胃之水遇痰而停，不能疾趋而下，日积月累，饮由是成，由浅入深，遂成痼痰。初则痰病及饮，继则饮重于痰，是饮因痰起者也。若饮食入胃，清者散精于上，浊者排泄于下，由膀胱气化而出。气化不足，水无出路，水不下出，则蓄于中，饮病亦成，是饮因于气化不及而起者也。一则因痰碍水，水停成饮；一则因气化不及，水留成饮，停之因虽不同，而水之自外来则一也。

至论证治，则多奉“病痰饮者，当以温药和之”，“饮为阴邪，非温不化”二语为金科玉律，一遇饮症，便投温补，犹自以为取法仲景也，试一披览《金匮》饮门各方，治热饮者多，治寒饮者少；攻饮者多，和饮者少、前文已言饮自外来，实重于虚；饮因于湿，有寒有热。若专用温药，是有寒无热矣；专用和法，是有虚无实矣，非正治也。或曰饮即水也，水为阴类，非寒而何？不知水饮诚寒，而所以致饮之原因不同，水入之变化不同、仲景所谓饮为阴邪者，专指水之一字言之也。及其病成则每有倒因为果，因果变化，兼与本病相杂，而失原状，非独寒矣。饮病大致只有寒热两种，寒饮易知，热饮难晓。姑先言其热者。热饮有二：有新病即热者，有久而化热者，久则易知，新则难晓，更先辨其新者。前不云饮病成于饮水多乎？不云食少饮多则成饮乎？饮多成饮吾知之矣。何以饮水多？何以多饮水？究竟原因，必属于口渴无疑。渴多饮水其因有二，有属脾津不升者，有属胃热消渴者，脾津不升亦能成饮，惟不在热饮范围之内。胃热消渴则为饮病属热者之主因。今为之说曰：胃有热者消渴，渴则饮水多，水多则停而为饮，饮为果，热为因也。饮虽停于上，热实伏于中，此饮病新起即热者之原因也。饮停于上则为支满；热伏于中则为烦躁。热则作渴；饮则作呕。热则津不行而口舌干燥；饮则水内留而咳逆喘急。验之于舌：边尖红绛者热也；中厚白腻者饮也。参之以脉：紧者饮也；浮数者热也。此饮病新起即热者之症状。既见饮征，又见热象，即当从热饮取法立治，若徒守温和成法，未有不偾事者。治饮宜温，治热宜清，饮自热来，当清其热，饮从外入，当去其邪。惟是饮停未久，犹是清稀之水，未成坚结之形，一切峻攻，均难取法，欲求正鹄，其惟《金匮》小青龙加石膏〔45〕一方乎。水停心下，故用青龙，热在胃中，故加石膏，辛温散水寒，酸苦安肺胃，寒凉清伏热，标本同治，温清并用，面面俱到，开后学无数法门。由此推之，则知大青龙〔28〕之治溢饮，亦热饮也，水停心下，故用温散，水溢皮肤，则宜发汗，二方均用石膏者，以其致水之原因同属热也。饮多于热者，用小青龙加石膏法；热多于饮者，用越婢加半夏汤〔327〕，热虽同而热之轻重不同也。体虚者，清热化饮之中须顾其虚，木防己汤〔59〕主之；体实者，清饮化热之中，兼治其实，厚朴麻黄汤〔224〕主之，热饮虽同而体之虚实不同也，此饮病初起即热之治法也。同一痰饮，既有寒热之不同，同一热饮，更有新久之分别，尤有热多热少，体虚体实之各异，学者若能如此引类触发，则趣味无穷，得益匪浅矣。热饮之成，不离热渴饮多、痰塞胃中、小便不利数因，苟能于热渴初起之时，即进加参白虎法〔112〕以生津清热；猪苓汤法〔291〕以育阴利水，则不致于饮多水停。苟能于饮多水停之时，即进五苓散[62]、栝蒌瞿麦丸法[255]以通阳化气、清热利水；木防己去石膏加苓硝法，以软坚利痰，则不致饮邪淤结。先哲所云“上工治未病，不治已病”，不其然乎。若内热不清，外饮不去，热煅其饮，饮从热化，由清稀而变为粘腻，由支满而浸成坚癖，据为山险，另辟窠囊，饮热团结，合而不分，热即饮，饮即热，热非徒用寒凉所能清，饮非单用辛温所能化，又当峻用苦辛寒泄之品，去其坚，破其结，结不除则饮不去，饮不去则热不清，舍此以外，别无良策。至其停结之处，以胁下为最多，胁下乃大气难到之处，易于停结，结则咳逆，引胁作痛，不能侧卧；甚则喘急，但坐不眠；喘急甚者，葶苈泻肺汤[323]泄之。痛甚者十枣汤[5]、控涎丹[289]逐之。停于胸者则胸满，厚朴大黄汤[221]主之。蓄于肠者则肠鸣，己椒苈黄丸[41]主之。已行复结，心下重满者，甘遂半夏汤[89]导之。流于四肢，筋骨酸楚者，指迷茯苓丸[226]消之。结于六腑，久而不化者，礞石滚痰丸[356]荡之。若目痛如欲脱出，心烦如噉韲蒜，日夜隐几不得卧，支满咳喘无已时，痰如稠糖，粘手不脱，一切方治均不见效者，惟有皂荚丸[168]一方可服，在上者吐，在下者泻，痰实一去，即有生机，但此方用者甚罕，故见此症者亦多不治，人畏其悍，而不知“药不瞑眩，厥疾勿瘳”。人喜用缓，而不知畏攻忌虚，正是养痈贻患。实则此方涤痰之功，为任何药力所不及，不观夫衣服乎，有垢污者，以皂荚浣之即去，其去秽浊之功能，可以想见。借以治人身肠胃膜肋中之宿痰积垢，粘腻不化，胶固不除者，当能如汤沃雪，如火消冰，一扫而空之矣。

前人治痰，每从微处悟人，如皂荚一物，不善用之，不过供涤垢之用耳，善用之，即能挽沉疴危疾于不治，其亦越人洴澼绕乎。其体虚者，可与补正之药相间而服，丸以治痰，汤以扶元，其用尤广。不独皂荚一方如此，凡一切攻痰治实之方，施于体虚羸极之人者，莫不如此。其用有二，一为汤丸同服者，当分气药、血药，血药滋腻，每掣攻性，攻补并用者宜之；气药则生机流动，助胃宣通，久虚之人胃弱不能行药，每有用攻而不动者，一得扶正气之药，则药性大行、攻力反大。若以为补正可以缓攻药之性，而偶用之，则获果每出乎预料之外，不缓攻力，而反助攻势也。一为汤丸分服者，如上午丸下午汤、今日丸明日汤；甚或数日汤补、一月丸攻，数日丸攻、一日汤补；以及先补后攻、先攻后补，当依其虚实、缓急而用之。药专则力全，力全则效大，攻者专攻，补者专补，药力既足，则其效亦显，体虚邪实，治宜攻补兼施者，以此法为最佳。昔人论方之攻补并用者，有谓其能助攻药之威，有谓其可缓攻药之急，各执一是，自成一说，而不知其用法之有异，今因论皂荚而附及之。以上所言均痰饮化热，久病宜攻宜下者之证治也。

若痰饮之属寒也，其来有二：一为胃阳不化，脾精不升，精不升则渴而引饮，阳不化则小便不多，水积于中，阳失输布，浸成饮病，此其起因即由于虚寒者也。一为初有胃热，因而渴饮，饮入水停，与热饮之症相同，迨至水停之后，其胃中伏热犹存在，则有分等：其胃热存在者，为初病即热之热饮，如上文所述者是。若水入之后，胃热已为水化，只见水寒，已无伏热，亦成寒饮，此其起因由于热渴，而结果反成寒饮者也，此症即《经》所谓“始为热中，继为寒中”之类。大概寒化为热者，每多直接，亦间有间接者，间接为饮食药误，直接则本病积久逐渐而化也。热化为寒者本病直接变化，传化殊不多见，惟饮食医药致误者最多，如初为胃热，继为饮水、饮冷过多，热去阳伤，水邪不化，变热为寒，即饮食间接之变化也。寒饮之成虽有二因之不同，暨其既成之后，则同一病状矣。惟病状虽同，论治却微有分别：由热化寒者纯为水饮实邪，自非温散不可，前论初起热饮用小青龙加石膏汤，青龙散水寒，石膏清伏热。今胃热既不存在，石膏当在不用之例，则小青龙汤〔44〕原方，实为不易之法矣。由脾胃阳虚、气化不及而来者，水饮原属实邪，治饮原无补法，不过其痰饮之因，却属脾胃不足，脾阳不敷，肾阳不化而起，治饮小青龙非不可用，但嫌过峻，与脾肾虚者不宜。故仲景另出一“实从虚治”之法。此水饮因小便不利而停，但得小便利则水饮自去，不治饮而饮亦消；而小便不利，又由脾肾阳虚，气化不及而来。故立苓桂术甘〔181〕及肾气丸〔189〕二方，温肾化气，通阳燥土，须知其制方之意，本非治饮，实治停饮之原因，所谓反本穷源之治耳。后人误以二方和平易用，又属出于仲景，遂至无论虚实轻重，概以二方加减投之，不效，则以为用经方犹不验，委过于仲景，其实盖未能细心体会仲景立方之意。况《金匮》原文本已明言，“心下有微饮”方用之，可知饮微虚重，乃可用此“实从虚治”之法，若饮邪重者，体实不虚者，则又当化饮为君，如小青龙、小半夏加茯苓[43]、半夏麻黄丸[122]之类也。二方比较，苓桂术甘较肾气丸为胜，以苓甘化湿利水，桂术通阳健脾，既能治虚，却不碍实，惟化饮之力略嫌不足，不能治一切大证重证，即用之亦无大碍。至肾气丸一方，虽有苓、泽利水、桂、附通阳，而君以熟地之腻，萸、药之补，脾胃弱者尚不能受，况有饮邪停留者乎！益少害多，已可概见。昔人有谓肾气一方，用治痰饮，有名无实，不如不用，虽为有激之言，实乃经验之语，可为食古不化者，顶门一针。余今为之下一界说，曰：寒饮之证，有体虚、体实之别，有饮多、饮少之异，体实症重者宜散寒逐饮，小青龙为主方，症轻则半夏麻黄丸、小半夏加茯苓汤之类可矣。体虚饮多者用苓桂术甘汤，必加枳术丸[203]、小半夏加茯苓之类化饮。若体虚饮少者，则单用苓桂术甘或肾气丸，体虚而夹实，补虚之中，不可不治其饮也。更有进者，苓桂术甘方中之白术，有冲气从脐下上冲者忌用，此语非创，盖吾于《金匮》茯苓桂枝五味甘草汤[219]一方知之，此方纳气冲者也，方仅四味，其不同于苓桂术甘者仅白术一味耳。仲景方中用本方加味者数数见之，此方不曰苓桂术甘加五味子汤，而必另立一方，名茯苓桂枝五味甘草汤者，即明乎白术之不可用，而五味之必用也。本草载：白术有动气者忌服，动气即冲气也，惟有有形、无形之分，少腹有形而动者谓之动气，无形而喘者谓之冲气，实一病也。仲景明乎此，故对痰饮之有冲气自少腹上逆者，去术加味，另成一方，以二方对照观之，其用心之细密可见。寒饮之治，不出于此。而仲景饮病之大法，亦骎骎乎称备矣。

附录：漫谈痰饮的证治〔注〕

痰饮究竟是什么病？临床上不少看到，因而各人看法不同。《金匮》四饮之外，譬如眩晕一证，有肝阳，也有痰饮；心悸一证，有血虚，也有痰饮；哮为伏饮，喘有痰饮，咳嗽更可能有痰饮。总的说来，人身气血，贵乎流行，一有瘀凝，便成疾病。血不行则结瘀成积，气不行则留饮凝痰。王清任活血化瘀方法，近来在治疗上起了很大的作用。气血是相对的，活血化瘀和化痰逐饮同样处于重要的位置。我个人私见，《金匮》痰饮，着重在饮，后来发展，着重在痰。一切怪病多生于痰，所以痰饮随时可见，认识痰饮，是辨证上一个很重要的问题。

有人说："临床上遇阴虚痰饮，若宗饮为阴邪，以温药和之，常不能得手。"这是对的，要知饮为阴邪，非温不化，虽是主法，但是相对的。痰饮夹热，可进小青龙加石膏；痞坚伏阳，治以木防己汤，石膏、桂枝可以同用。治阴虚痰饮的最好方法，应推张景岳金水六君〔190〕。本是主治肾虚水泛的方，肾虚水泛四字有语病。陈修园《新方砭》、姚球《景岳全书发挥》都有意见。可是，以治阴虚而夹痰湿之咳嗽，则确乎可取。王旭高屡用之。张景岳变化古方，确有心得，即如此方脾肾同治，燥润同调，确比六君子起了进一步的作用。同样，《景岳新方》补阴益气煎系从东垣补中益气汤化裁而来（人参、当归、山药、地黄、陈皮、甘草、升麻、柴胡），但改黄芪、白术为地黄、山药，就变补中为益阴，这种变化古方的方法，使人得到不少启发。看古人书须要一分为二来看，如果看了陈修园等一面之词，以为《景岳新方》完全不足取，单单依赖几张古方，那就没有进步了。当然。张氏之滥用熟地，也未尝不是可议的。

有人问："《金匮·痰饮咳嗽病脉证并治》阳虚证有少腹拘急一症，少腹拘急是什么症状?"我说：少腹拘急当与小便不利相连，即俗话所谓小便解不出，小肚子绷紧之意，阳虚者二症常常同见《金匮·血痹虚劳病脉证并治》（肾气丸条中）。又《金匮·痰饮咳嗽病脉证并治》的肾气丸条，却只有短气一症，但有"当从小便去之"一语，小便不去则少腹拘急，两条相互参证，可知少腹拘急与小便不利二症，是"同因异症"的辩证关系。这是一种读书方法，短气是阳虚症象，但利小便法既可治，则知"当从小便去之"一法，是治因小便不利而潴积的水邪，水潴不去则少腹拘急，如果水从小便去，则少腹拘急可以自已了。这是虚中有实之证，实证急者可以治实，肾气丸既补阴温阳，又化水利水，虚实并顾，用此为最恰当。饮水不去，留渍于上，可致痰多气短；肾气不续，中气虚促，亦致气促；水潴于下，侧为小腹拘急，小便不利，诸症均属于阳虚，所以肾气丸可以上下兼治之。

〔注〕本篇和第十七篇所附文章，均录自《中医杂

志》1980 年第 2 期《漫谈咳、喘、哮、痰饮的症治》一文。原文由程门雪先生的两篇讲稿整理、综合而成。转载时略有改动。标题系编者所加。

第十七篇 咳嗽病解

杂病之中，最难治者，莫如咳嗽。以其原因复杂，治法繁多，不易辨，不胜记也。《内经》论咳，首言“五脏六腑皆令人咳，非独肺也”。标题明确，为一般专以肺经本药治咳者指出途径。继言治法，则以“关于胃，聚于肺”、“内外合邪”之语为总纲，其非自相矛盾欤？盖专以肺药治咳固不可，而五脏六腑同有之病，若无一提纲以挈之，则漫无纲纪，从何措手？故肺胃内外合邪二语，即是治一切咳嗽之纲领，谓咳不尽在肺胃，可也，谓咳而全不关肺胃，不可也。嘉言对此阐发甚精，一脏一腑遂成大法。惟以愚意观之，《内经》所指之“关于胃，聚于肺”者，系仅指一种咳病，而非谓所有咳病也。何以言之？经言“形寒饮冷则伤肺”，形寒伤肺，外也；饮冷伤胃，内也。胃有冷饮而肺感寒邪，内外相合，则成咳嗽。其但云伤肺者盖简文耳，其所指系新寒引动伏饮之一种咳嗽。且以五脏六腑诸咳之各候推之，亦以关于肺胃者为最多。其“内外合邪”四字，与咳之病理及其治疗极有关系，亦《内经》论咳之精意所在也。然所述五脏六腑诸咳之见症，有验有不验，且无治法，对学者无大益处。但有一可取者，无论何证，均以由腑入脏为渐深，惟咳嗽一病，日久则由脏而渐移至腑，为独有之例。经所谓“心咳不已移之小肠”、“肺咳不已移之大肠”、“久咳不已，三焦受之”之类，均是由脏移腑，此语颇有意义，与一切病证之常例不同，惜无人注意及之耳。

《金匮》论咳有二：一列痰饮之中；一见虚劳之下。是仲景之意，分咳嗽为两大法，不为痰饮即为虚劳也。实则咳病虽繁，总而括之，须分三类，三类为何？曰外感六淫；曰水饮冲激；曰内伤虚劳也，由此三类而错综变化，遂成无数病证焉。今先言外感：肺为娇脏，外应皮毛，位处最高，而司极表。一切外感六淫，最易侵犯，遇寒则嗽，逢热亦嗽。故凡咳嗽初起之时，均以开肺邪，疏表分为主治，而风为六淫之长，百邪之先，外感咳证，虽有寒、热、燥、湿之不同，其兼风则一也，感寒而咳者曰风寒；感热而咳者曰风温；感湿而咳者曰风湿；感燥而咳者曰风燥。开肺祛风为主，而各因其寒、热、燥、湿以佐治之，思过半矣。风寒之咳，鼻塞声重，清涕痰多，形寒头痛骨楚，脉浮紧或浮缓，苔薄白，治宜辛温散表，宣肺解邪。风温之咳，鼻干而鸣，鼻孔热痛，身热痰黄，口干咽燥，苔薄黄，脉浮数，治宜辛凉疏解，肃肺清温。风湿之咳，声如瓮中出，痰稠浊，身重头重，骨节烦疼，目晕带黄，小溲短数，苔腻厚，脉浮濡而缓，渴不欲饮，胸闷不舒，治宜祛风渗湿，宣肺行气。风燥之咳，皮肤干涩，鼻孔热燥，咽中毛梗，痰艰于出；或无痰干咳，大便秘结，舌绛少津，脉浮带涩，治宜祛风清燥，润肺滑痰。以言方治，则三拗汤[20]一方可为外感咳嗽主法，麻黄为开肺祛风正药，外邪束肺者所必需；杏仁降气行痰，专治上气咳逆，咳逆无不由于上气，虽上气之原因种种不同，而其致咳则一，气上者下，则咳逆自平。麻黄去其致咳之原，杏仁佐为制咳之用，一君一臣，其功已备；益以甘草和而润之，三法具矣。再察其所夹何气，佐以加减，兼寒者加桂枝，则为麻黄汤[299]法，以治脉浮紧无汗之表邪重证。若有汗而脉浮缓，则桂枝去芍加杏仁最为合拍；若更轻则用香苏饮[228]、葱豉汤[322]、荆防败毒散[211]等时方可矣。兼热者加石膏，则变为麻杏石甘汤法[298]；若轻证则桑叶、菊花、银花、连翘、薄荷、牛蒡、杏仁、贝母、芦根、竹茹之类，亦能取效。兼湿者加苡仁，则又变而为麻黄、杏仁、苡仁甘草汤法[301]；再重则用麻黄加术汤[300]，或以三拗汤合平胃散[81]、二陈汤[3]之类亦可；轻证则时方鸡苏散[179]最佳，祛风渗湿，轻而且稳；若风去湿存，但用四苓散[99]、泽泻汤[195]之类利湿行水，即能止咳，不必定用燥药治脾也。风燥者加麦冬、玉竹，则变为葳蕤汤法[318]，祛风润燥，兼而有之；若燥重于风者，或风去而燥存者，清燥救肺汤[311]为不二之效方，风治燥邪，无不依此进退，惟方中人参、阿胶，初起者不宜用，可以鲜沙参、天花粉易之；石膏非热重者不必用，可以鲜芦根易之，则平稳无留邪之弊。若日久燥咳，夜卧更甚者，葛可久清咽太平丸[308]极佳，临晚噙化一丸，肺润叶垂，咳自不作。余若补肺阿胶散[174]，琼玉膏[315]等均可取用。此为外感风邪咳嗽兼寒、兼热、兼湿、兼燥之大要方法也。

肺素有热而外感寒邪，热蕴于内，寒包于外，而成外寒内热证者，用温用凉均有所碍，法宜内外合治，如桂枝白虎汤[246]、越婢汤[325]、麻杏甘石汤各方，按证轻重取用。其症每多音哑，更当加入胖大海、射干、牛蒡、凤凰衣、兜铃、蝉蜕、玉蝴蝶等开音之品，古方通音酥蜜煎[273]治暴喑，以麻黄、细辛与酥蜜同用，亦是辛温通表寒、甘润缓肺燥之意。暴哑之因甚多，即方书所谓“金实无声”是也。其症与久嗽音嘶者不同，非但日之新久，与其余兼证有别，即其音哑亦复大不相侔。暴嗽音哑乃音低不扬，却无破象。久嗽音嘶，则声如破锣，古人称为“金败无声”、“金破不鸣”，“破”、“败”二字下得极有意义，顾名思义，能得之矣。尚有一种音哑，不因咳嗽，乃大声发言过度，伤其中气，如演说家、戏剧家多有之，但见音哑，并无咳嗽，余无所苦，起居如常，单方以炒米花、白糖调开水，微温服之极效，乃建中甘缓之意；或以玉蝴蝶煎汤冲蛋白，清晨空腹服之，亦可使言清声越；若伤重不复，日久如故者，非建中法不可。先师丁甘仁曾诊一人，因怒狂嘶，音哑六月，诸药不效，后投补中益气汤[172]加饴糖，数十服乃渐瘥，亦不可不知之例也。又有肺素虚寒，偶感风热，热乃其标，寒实其本，而成外热内寒之咳嗽，虽见口渴苔黄，舌绛痰黄诸热象，而小溲清长，冷汗常出，面色晄白，鼻虽热痛，而时流清涕，脉虽浮数，而重按则虚，此证用药最难兼顾，宜以轻剂辛凉解表，十去七八，即转甘温养肺，轻重先后，失之毫厘，动辄得咎，总之活法在人耳。又有一种寒热咳，余无他症，惟咳不止，逢寒则甚，逢热亦甚，当以百部、款冬、紫菀、远志、金沸、苏叶、杏仁、桑皮之类，加减成方治之，百部为寒热咳主药，非此不效，不可不知。此乃外感寒热夹杂，内外合邪，同病而不同因者之大要治法也。

小儿趸咳之证，咳声连续不断，痰不能出，甚至面红颈赤，泛恶呕吐，每得于痧后，或由外感咳嗽缠绵日久而来，即俗谓鸬鹚咳者是。单方以鸬鹚涎治之，颇效，惟不易觅得，药肆中有鸬鹚涎丸[263]，治趸咳极灵，其方大意即麻杏甘石汤、射干麻黄汤[265]，加鸬鹚涎而成，揣方论证，是肺有伏风化热之故，所以用药如是。若呕吐甚而吐蛔者，可仿《内经》“胃咳之状咳而呕，呕甚则长虫出”之例，加入甘寒和胃，如麦冬、石斛、竹茹、芦根之属则已；若再不除，则非寒凉之品所能瘳，乃咳久肺虚，中气亦虚所故，单方以麻雀一具，取肉蒸饭吃之，效者甚多，昔曾亲睹，不能以俚俗而轻之。又此证当问其咳在何时最剧，如黄昏之后最甚者，则用上列各法；如黄昏不甚，而清晨为剧者，乃食积之火冲入肺经，上法不效，宜用土炒黄连、土炒枯芩为君，佐以知母、贝母、焦楂、焦曲、麦芽、内金、莱菔子之类，清肺胃之火而消食积，此亦趸咳之别治也。

至《内经》所言五脏六腑之咳，虽云由外邪转变而来，实非外感一因，亦非一定五脏六腑相次而传。论其病因，《内经》以“寒饮食入胃，从肺脉上至于肺则肺寒，肺寒则外内合邪，因而客之则为肺咳”为总纲。其所述各症，每多错杂互见，又混合寒热、水饮、虚劳诸因在内。如“肺咳喘息有音，甚则唾血”此肺热络脉伤也，外感内伤，均能见之，症属肺热，与其所言肺寒者相背矣。“心咳之状，咳则心痛，喉中介介为梗状，甚则咽肿、喉痹”，亦属心热之象；少阴之脉循喉，热从脉上，故症见喉梗、咽肿、喉痹；心肺同宫，心热上熏于肺，故咳。心痛有二，初起属实，以郁金、枳壳通之即愈；久则属虚，宜重用淮小麦以养心气。虚证用方，亦分新久，新起外邪重者，则古方麻黄厚朴汤[301]最佳；日久则用王旭高新制心咳汤[341]为妙，二方均用淮小麦，以明心咳之专治也；同用石膏，以明其咳之属热也，惟一则兼重辛散表邪，一则兼重甘寒滋润，为不同耳。“肺咳之状，咳则两胁下痛，甚则不可以转，转则两胁下满”，亦分虚实，实则肝络有瘀，用旋复花汤[295]以通络道；虚则肝液不养，肝用过强，宜用甘缓以柔肝。且此症每与胆咳呕胆汁苦水者相连，颇类“劳风”之咳象。再当观其兼症，若见痰如弹丸，色带青绿，寒热阵作，胸中痞热，舌苔黄腻，即为劳风，古法柴前梅连煎[262]最妙。此方配合之佳，莫可言喻，前、柴之一升一降；连、梅之一收一泄；薤白、秋石之一开一引；益以猪胆之苦寒、泄降胆热；童便之咸寒，引火下潜，相反相成，制其短而用其长，非浅学所能及也。“脾咳之状，右胁下痛，阴阴引肩背，甚则不可以动，动则咳剧”，此水饮也。右胁痛有二，书云“左胁痛不得卧为肝伤，右胁痛不得卧为肺损”是属虚损之极，见者多危。脾咳胁痛则为水饮流窜络道，气机不通所致，故阴阴引肩背，动则痛剧，明系蓄水停聚，不动则肺静水平，故咳轻；动则水浮液涌，冲激于肺，故咳剧也。“三焦之咳，咳而腹满，不欲食饮”，亦是水饮之症。三焦本为行水之道路，久咳不已，肺失肃降，水精不布，三焦气化不行，气滞津聚，蓄水横流，则为腹满；水饮同源，故不欲饮；水湿伤阳，故不欲食。所述脏腑诸饮，惟脾与三焦，为“外邪引动寒饮，内外合邪”而来，故知“此皆聚于胃，关于肺，使大多涕唾，而面浮肿气逆”数语，是指此二条而言，益知上文之“寒饮食入胃，肺邪外客”之病因，亦均指此二条而言也。若不分辨明白，均以各症统属之，岂不谬哉。余如“肾咳之状，腰背相引而痛，甚则咳涎”，乃肾脏虚寒，肾液不守之见象，宜肾气丸〔189〕加五味、干姜以纳涎。其腰背相引而痛者，腰为肾府，背为肾路也。“大肠咳状，咳而遗矢”。“小肠咳状，咳而矢气”。“膀胱咳状，咳而遗溺”均属虚劳之候。矢气、遗溺之症，见者甚多，良由久咳伤气，真气耗散，中气不摄，而反下陷，均以补中益气为主法。治之早者，挽回尚易，惟咳而遗矢一症，虽云大肠之咳，实类“劳症末传”，昔贤所云“肺病传脾，子虚及母”，“清阳下陷，上损过中”者是，肺劳至此，每或不救。虽成方有“培土生金”一法，脾有生肺之能，肺无扶脾之力，言之成理，投之无效，医者遇此，无不蹙额，或谓当以赤石脂、禹余粮、诃子、粟壳之类强涩之，即宗经旨大肠咳之意，以肺与大肠相表里，久咳肺虚，传之大肠，非涩不可，待其泻止，再商别治，亦是无法中之一法，较之用徒有其名之培土生金者犹胜一筹耳。

外感之咳既明，再言内伤劳损之候：劳损证以咳嗽吐血为主，二症每多同见，惟咳止而吐血者可治，血止而咳嗽者终危，是咳较血为尤重也。其致成劳咳之因有二，一为外感咳嗽，误投补剂，外邪壅而不出，咳久真气耗散，渐成劳咳者，本非劳而误治成劳，即谚所云："伤风不愈则成劳"是也。一为肾脏素虚，相火又旺，始则精不藏而梦遗滑泄，继则火上炎而咳嗽痰红，遂为劳嗽者，此一起即是内伤，谚所谓"劳咳多因遗泄起"是也。其既成之后，症本相同，其未成之先，则大悬异矣。劳咳之传亦有二，一则由上传下，始于肺而终于脾肾，书所谓"一损损肺，二损损心，三损损脾，过于脾则不可治"，即指由上传下之证，外感转为劳咳者多属之。一则由下损上，始于肾而终于肺脾，书所云"一损损肾，二损损肝，三损损脾，遇于脾则不可治"，即指由下损上之证，遗精房室，转为劳咳者多属之。由上损下者，始由肺邪未解，痰热留恋，继则肺阴受伤，真气耗散；或由误补壅肺，酿成胶痰，实者痰热，虚者阴伤，补则碍痰，消则竭液，药有两难，治多棘手，苟能从此消息，先化其胶固之痰热，继养其耗散之肺阴，不使二传，尚有来苏之望。若在肺不解，必致传心，心主血，络热血溢则为吐红；少阴脉循喉，阴伤火炎，则为咽痛；心之液为汗，心热液不敛，则为盗汗；心阴不足，心火上炎，心肾不得交通，则为不眠。上损至此，已呈竭蹶，治之有法，十愈二三。如再传脾，而见便泻纳减，则不治矣。由下损上者，始由房室过度，遗泄频仍，肾阴暗伤，相火内炽，肾液不供，无以泽肺；相火上炎，肺金受制，而为干咳；或由冲气上逆，肺失肃降之能，降者不降，纳者不纳，而为喘咳。原其始也，已属根本先伤，苟能专心治本，育肾阴以润肺，安相火以清金，佐以肃肺降上，益肾纳下，或有挽回之机。若在肾不治，必致传肝，肝藏血而司相火，木火冲腾，血不藏而随火上升，则为吐红；厥阴之脉绕喉，阴伤火炎，则为咽痛："木叩金鸣"则咳嗽痰青；肝脏自伤，则不能左卧，下损至此，症重堪虞，方治能瘥、已如兔角；若再传脾，亦见便泻纳少，则不治矣。无论上损下损，第一损在肺，肾，但见咳嗽，犹可瘳治；第二损在心、肝，兼见吐血咽痛，盗汗不寐，甚则音嘶音哑，颧红形瘦，则损症已深，十中难痊一二。第三损在脾、胃，均见便泻纳少，同为不治，其所以不治之故，以脾胃为后天之本、气血之源，人赖水谷以生，胃气一残，可以计日。更因上损下损均须取用育肾养肺、清心凉肝、滋阴润燥之品，一见便泻纳少，便难进投。若先治脾土，则甘温香燥之品，又与咳血有妨，重重障碍，故为不治。其第一损肺肾之症，每同见咳者，以肺主布津，液从此降；肾主化气，津从此升，上源下极，息息相通，金水同源也。第二损心肝之症，亦多互见者，以心生血，肝藏血，心为君火，肝脏内寄相火，君不自动，倚相而动，君火盛则相火亦盛，相火动则君火亦随，火随血升，故同见吐红之症，木火同气也。三损之理既明，再言治疗之法：由上损下者，先当辨其虚实多少，以定用药之权衡，如肺邪未解，痰热留恋，肺阴虽伤而不甚者，仍用轻剂开肺豁痰为要，蝉衣、牛蒡、兜铃、马勃、甜杏、川贝、蛤壳、枇杷叶以及甘桔汤〔88〕、泻白散〔194〕之类，加减出入。伏风甚者，喉痒必剧，可参三拗汤同用。肺阴已耗伤者，当加入养肺阴之药，轻则沙参、花粉、枇杷叶、芦根之类，重则琼玉膏、补肺阿胶汤等，而阿胶汤尤佳，方中牛蒡、兜铃、甜杏能祛风开肺滑痰，补中有散，阴伤而风痰热不解者，两得其宜，后人多取用之，良有以也。其由误补壅肺，酿成稠痰，风邪未净，肺阴已伤者，柴前连梅煎合泻白散最妙，开伏风，化痰热，泻伏火，敛耗液，兼而有之。其痰火得补而腻，酿成胶固者，胸中痞热如烙，喉中痰声如锯，两颧时时红赤，非此酸苦涌泄、咸寒导引、苦辛开通不效。痰热结甚者，更当加重黛蛤散〔355〕、瓜蒌霜、海浮石、竹沥半夏、枯芩、桑白皮、知母、贝母、白前、雪羹〔287〕、竹沥、白萝卜汁等以化痰结，此王节斋法也。如虚不甚而痰结甚者，急则治标，可用葶苈泻肺汤〔323〕、礞石滚痰丸〔356〕、控涎丹〔289〕、十枣丹〔5〕之类，视证深浅，暂开其结，胶痰得化，再商调理。若畏虚投补，则一团痰火阻碍于上，从何发泄，补药入胃，岂能飞越上焦，上结已增其壅，下虚未受其益，至结者益结，虚者益虚，实不可攻，虚不能补之境，皆由起始因循一念误之也。若肺邪已解，久咳真气耗伤，肺阴暗亏，干呛少痰，嗌干口燥，气冲喉痒，虚汗频频，小溲短赤，府行燥结者，宜用石斛、沙参、麦冬、花粉、玉竹、甘草、梨膏、柿霜之类以养阴液；乌梅、五味、诃子、牡蛎、石英、淮麦、枣仁之类以收耗散；杏仁、桑皮、兜铃、白前、枇杷叶露之类，以肃肺止嗽；石膏、芦根、竹叶、知母、枯芩、青黛之类，以清伏火。有痰者，少佐蒌霜、贝母、蛤壳以除痰；有热者，更佐地骨皮、白薇、鳖血、银柴胡以退热。再进一步，则肺肾并治，金水同调，用龟板、阿胶、淡菜、燕窝、元参、生地、天冬、女贞、杞子、料豆以滋水清金，则能事备矣。其或汗多畏寒、口淡吐沫、面色㿠白，小溲不禁或清长者，虽同属肺虚气耗，而证偏虚寒，清滋难用，宜主建中汤〔197〕，甘草干姜汤〔85〕、款冬、紫菀以扶中温肺；加人参、黄芪以益气固表；肉桂、熟附以化气温阳；兼见气冲喘促者，更合七味都气丸〔6〕，沉香导气丸〔170〕、人参应梦散〔10〕，以纳气归原，此证即古之虚劳，故可取用“劳者温之”一法，但十中二三而已。若概以建中一方，统治一切肺损之属阴虚有热者，姜、桂辛热，饴枣甘壅，阴更竭而痰更结，其危可待矣。乃泥古者，每自矜能用古法，鄙薄时方，其祸甚烈，徐氏之评叶案，于虚劳咳嗽之用建中者，甚为致意，诚经验之谈，所当留意者也。若肺阴已伤，心阴亦耗，虚火上炎，而见咽肿喉痛，喉梗膺痛，盗汗不寐者，旭高心咳汤，去半夏为主，加元参、阿胶、鸡黄、猪肤以育阴津；秋石、童便、胆汁、川连以导火府；或进此不效，咽痛更甚者，可用滋肾丸，内有肉桂少许，以为反佐，引之使下；再不效而音嘎声嘶，咽喉腐烂，则难乎为治，有外用珠粉，川贝、中白、青黛研末吹之者，亦聊备一格耳。见痰红吐血者，为络热血沸，合犀角地黄汤〔339〕以清之；有瘀者，合苇茎汤〔153〕，十灰丸〔4〕以化之。热甚体实便结者，可借用大黄黄连泻心汤〔36〕，下夺其上炎之势，为釜底抽薪之妙法。但必辨证明确，方能取用，否则必犯虚虚之戒。能得血止咳平，音开痛定，方可云吉；血止咳不已，终入危凶；若咳、血俱不止，则不可以终日矣。由下损上者，先当断绝房室，止其遗泄，以绝其损肾之源，遗泄为癸水不藏，相火不泄，六味丸〔79〕中地黄、山萸、山药以补癸水；丹皮、泽泻、茯苓以泻壬火，为遗泄正方。有梦者，相火旺也，加龙胆草、知母、黄柏以泻之，三才封髓丹〔14〕知柏八味丸〔187〕亦主之。无梦者，肾阴虚也，加龙骨，牡蛎、莲须以涩精，水陆二仙丹〔80〕、金锁固精丸〔191〕亦可用。及其阴既耗，火既盛，津不上承，火刑金则咳，气上冲则喘，下损已成，仍以六味为主方，而审证加减：养液则加阿胶、麦冬；降火则加知柏、秋石；纳气则兼沉香、五味、紫衣胡桃等味。若再损传肝，而见吐红、咽痛、胁痛、盗汗、骨蒸、梦多纷纭者，加育阴清肝，凉营安魂、敛液除蒸，通络缓痛之品为佐，如百合固金汤、滋水清肝饮〔336〕、一贯煎〔2〕则育阴凉肝之法也；秦艽扶羸丸〔241〕、秦艽鳖甲散〔240〕、黄芪鳖甲煎〔286〕、连梅煎〔164〕、泻白散则清肝凉营，敛液除蒸之法也；或加甘草、淮麦、龙齿以安魂；或佐旋覆、新绛以通络，察其所苦而施进退。大约下损传肝之治，半同于上损传心，以清心即可凉肝，而君相同炎，根于一治也；半同于下损在肾，以乙癸本属同源，滋水自能涵木，且古方补肾必佐凉肝，几为不易之法；即以六味而论，其中丹皮、泽泻便是凉肝泻火之品；治肝本当育肾。滋肾必佐清肝，相互为用也。其肝病自伤，左胁痛者，可分三治：一为肝火流窜入络，用黛蛤散、景岳化肝煎〔67〕以清泄肝火。二为肝络瘀凝燥结，用瓜蒌汤及桃仁、柏仁、归须、旋覆、新绛以辛润通络。三为肝虚苦急，用芍药、甘草、乌梅、木瓜及一贯煎以甘缓酸补，咸寒滋润。肝伤胁痛，不出三治，其肝阴伤而夹瘀者，或肝络瘀而夹火者，可以相互为用，有以经方乌贼，藘茹，鲍鱼，借治肝阴不足，肝火有余，肝络有瘀之胁痛者，极为有效，育阴凉肝，去瘀清火，兼而有之也。

内伤带咳，言之已多，至痰饮咳嗽之治，《金匮》论述尤为详细，寒热、虚实、新久之症，温清攻补之治，详于痰饮门中，故不复赘。

今再论表里虚实夹杂为病之例：外感有夹阳虚者，素体阳弱，复患风寒咳嗽，小溲清长，面色晄白、形寒多汗，脉动缓弱。若用疏表，必致汗多亡阳，且中阳不足，不能随邪外出，宜用桂枝汤〔242〕加紫菀、款冬、远志、沸草之类。桂枝祛表寒、姜枣扶中阳、款冬、远志、紫菀以温肺化痰也。阳虚甚者，加附子，外感与阳虚同治也。有夹阴虚者，本质阴虚，复受表邪，苔中光剥，其大如钱，舌干唇燥，咽中毛梗时痛，脉形弦细。如专发散，必致汗多伤阴，且阴液不充，亦无作汗之资。无汗表重者，用黑膏（淡豆豉、生地同打）或以麻黄与石斛同打，或用蝉衣、薄荷研末孔入芦根中煎法。有汗表轻者用阿胶散，或以蝉衣、桑叶、芦根、花粉、牛蒡、玄参、生草、苦桔，黑芥、沙参同用，辛凉解表、甘寒生津，外感与阴虚同顾也。痰饮有夹外感者，痰饮入冬始剧，一则寒水之邪，必旺于寒水之候；二则痰饮内蕴，非新寒外束，难能引动，即《内经》所谓内外合邪之纯寒者，宜用小青龙汤〔44〕，麻黄附子细辛汤〔303〕，轻证则五苓散〔62〕合二陈同用；夹热者、越婢汤、大青龙汤[28]、小青龙汤加石膏汤选用，方中细辛、麻黄、桂枝能祛表寒，化饮与疏邪同进也。其夹阳虚者，治饮宜温，阳虚亦宜温，可并行不悖，犹为易治，宜用苓桂术甘汤[181]、八味肾气丸[8]之类温阳化饮。夹阴虚者如血家烟体，津液素耗而痰饮留恋，咳嗽痰多，两胁漉漉有声，形瘦舌红，上盖腻苔，或中剥绛而两旁白润、温饮则伤阴，养阴则碍饮，最为难治，医家遇此，无不疾首蹙额者。普通治疗，为石斛、沙参合蛤壳、海石法；洋参、麦冬合半夏、桔红、茯苓、甘草、枳实、竹茹法；大概饮未结者，以养阴化饮同用，如麦门冬汤[151]之半夏、麦冬相合，用麦冬以育阴、半夏以化饮；栝蒌瞿麦丸[255]之用附子、瞿麦、茯苓以化气行水，花粉、山药以养肺胃滋液；猪苓汤之用阿胶以养阴，猪苓、茯苓、泽泻以利水，均有意义，可以取法。饮已结者，养阴与泄饮同用，如石斛葶苈法，用石斛以养阴，葶苈以泄饮；或以养阴之品为汤，送下十枣丹、控涎丹之类。痰饮结有窠囊，用养阴药作闷者，先泄其水，后用养阴，间日而服亦可。总之，此证最不易治，虽治法在人，转换无定，可以变化随机，而药力不专，有所牵掣，终属危多功少。以经验言之，欲求立方之平稳，当取养阴、化饮、泄饮同行之治。欲言功效之多寡，则非一切不顾、大刀阔斧，先用泄化痰饮不为功，此举虽稍涉冒险，然每建奇功。但识高目巨，胆大心细之医者，百中难一，故大多趋于平稳一途耳。至于虚劳夹症，无为紧要，纯虚易治，用药无兼顾之忧；夹杂难医，立方有牵肘之弊也。绮石老人论劳咳，有二警语：

“胸有胶固之痰，背受非常之寒”，确系经验之论，为治劳不二要着，学者切勿泛泛读过。其起首即夹外感、夹痰饮者，固当分别施治，惟尚不难识，以医者略具眼光，便能辨认，未必致误。最怕初起诊治之时，确系纯虚之症，连进补剂向安，而中途偶感风寒，即所谓非常之寒也。肺为娇脏，无病之体，逢寒逢热，难免受邪，何况肺虚表气不固者，其受邪更易，此事理所当然也。或者初起本属纯虚，而中途因津液不布，水精不行而酿成痰浊。痰为水类，水从气化，平人气滞犹易凝痰聚饮，而况肺虚肺气不降，水精不布者，其凝痰更为常事，此亦病之所必有，即所谓胸有胶固之痰也。此时若不细心诊察，觉其变化之异常，但以前服之方既合，仍复守此以进；或更再接再厉，重投腻补，必致非常之邪，渐次深入，胶固之痰，愈形负隅，治之而剧，犹自讳前既获效，此必不误，非方之罪，诿之天命，以吾所见，比比而是，此绮石先生所以谆谆告诫于“非常之寒，胶固之痰”，斯二语者，真为治劳之针砭也欤！倘遇此证，最宜审慎，夹痰者必先去其胶结，或即不能，亦必同治，与痰饮夹虚者同法。夹风寒者，《金匮翼》所载和剂款冬花散〔317〕最佳，杂麻黄、甘草、杏仁于阿胶、款冬之间，补中有散，宣中有守，可以两得其利；柴前连梅煎亦可用，临证之时，对病选择可耳。每有危重劳证，投攻痰而得愈者；或劳咳久剧，用开肺而见松者，即系中途变化之故，病变而方不变，每以致剧，苟遇高手，见机改辙，亦有获痊，然临床疏忽则所愈者寡，而所伤者多矣，医者不可不慎乎！此咳嗽表里虚实兼夹为病治例之大法也。

咳嗽之治，所述如上，规模粗具，若益求精进，则有诸大家之书在。

附录Ⅰ：漫谈咳的证治

中医没有“慢性气管炎”的名称。老年的咳嗽气喘，多从“痰饮”中的“支饮”论治。讲到辨证，离不开寒热虚实，临床表现往往是虚实、寒热错综夹杂，很难截然划分，但老年人属虚寒的较多，实热则属兼因或标症，因此老年慢性气管炎的治疗，偏重在虚寒方面。

老年咳喘，体质尽是虚的，虚就容易受邪，所以最易感冒，由于感冒而引发，这种病的内因是虚，外因是邪。《内经》说：“邪之所凑，其气必虚”，同时又说：“虚而受邪，其病则实”。因此，虚和实不能片面、孤立地来看。大概暴发时先治邪实，久发的要治其体虚；初发时属寒的多，应当用温开法（有热的可兼用清凉）；久发的常属寒郁化热，治法上应当温清并用。

这种病大多发于秋冬季节，遇寒就增重，所以用温开的治法是主要的。至于在春夏季节也发病，那就以寒郁化热为多，可在温化中兼用清凉的治法。例如古方小青龙汤〔44〕是温宣的方子，小青龙加石膏汤〔45〕就是温宣兼清的方子。这两张方子，如果用得恰当，都有一定疗效。又如厚朴麻黄汤〔221〕的治疗咳逆上气、脉浮（“上气”是喘的意思，“脉浮”表明外邪未退），方中用麻黄、细辛解表定喘；厚朴、杏仁降气平喘；干姜、五味子止咳，这两味药都是主治咳逆上气的，五味子益气温敛，干姜温开，两者同用有很好的效果；半夏化痰；石膏清热；小麦和中。这一方之中就包括了解表、平喘、止咳、化痰和清热等几种方法。再如泽漆汤[196]的治疗咳逆、上气、脉沉，那是表邪渐解，要兼顾正虚，所以用紫菀、白前止咳平喘；半夏、泽漆泄化痰水；桂枝、生姜温开；黄芩清热；人参、甘草扶正补虚。一方之中也包括了扶正、祛邪、化痰、温、清等法。厚朴麻黄汤与泽漆汤用脉浮、脉沉来区别有邪、无邪，虽不一定可靠，但对辨证是有启发的。

以上是病情复杂，综合治疗的方例。至于单纯偏温的，以射干麻黄汤为最好（麻黄、射干、紫菀、款冬花、细辛、五味子、半夏、生姜、大枣）。

上述各方都是在发病阶段使用的。个人的体会是：治疗上很少有一定不变的类型，只有初、中、末期的分别。初期是重在祛邪，中期要邪正并顾，末期着重于扶正。在临床上，纯寒宜温的有，温而兼清的也有，纯热宜清的就很少（这是个人局限的体会）。至于纯宜清润的，则是肺燥肺痿，咳逆上气，少痰无痰，或者吐的是涎沫，那是属于麦门冬汤[151]、清燥救肺汤[311]一类的证治，这是否也算“慢性气管炎”的范畴，可以研究。

关于治疗咳喘的验方，临床上用得很多。自己没有用过的不说，已经用过的如定喘汤（有麻黄、款冬花、桑皮、黄芩、苏子、杏仁、甘草、银杏肉、半夏等），对寒郁化热的很有效果，这是《证治准绳》的方子。黛蛤散[355]用麻油调服，治疗咳嗽、面浮，是宋代草医的单方，我曾用来治疗咳喘痰内带血，合泻白散[194]煎服，也屡屡有效。体虚，喘得厉害，但咳嗽轻微，汗多的，用生脉散[108]煎汤，化服《局方》牛黄丸[69]一粒。阳虚咳喘、痰鸣的病人，借用阳和汤的方意，用熟地、麻黄、鹿角霜、甘草、白芥子再加紫菀、款冬花、白前、苏子、杏仁等，也有效果。但没有大量的病例，不能说明问题，仅供参考。

对于炎症的证治，我从前望文生义，以为消炎就等于清热。有人认为祛寒也是消炎，发汗也是消炎，我觉得也有一定道理。这里只谈夹热和化热的治法。从前用这一类药物，不论石膏或黄芩，都是和麻黄、细辛等辛温开泄药同用的。唐代许敬宗认为：用药只宜单味，“力专气猛”，效果好；多味同用，就有牵掣。宋代寇宗奭却认为：病久夹杂，必须复方。我认为应从两点论来分析问题，两种说法，各有所宜，不可一概而论。

至于宣肺、肃肺、清肺、润肺的药物，宣肺如麻黄、牛蒡等；肃肺如桑皮、枇杷叶、杏仁、苏子等；清肺分两种：一是清养肺阴，如沙参、麦冬、花粉、玉竹等；一是清泻肺热，如桑皮、地骨皮、黄芩、马兜铃等。润肺也分温清两法：清润法即在上述清养肺阴药中再加阿胶、百合等：温润法如《时病论》用紫菀、百部、款冬、松子仁、杏仁、陈皮、冰糖（“温润辛金法”）。甘草干姜汤[85]、麦门冬汤也属温润之列。以上诸法大都是复用的，例如宣、肃同用，清、润同用，清、肃同用，清宣、润肃也可同用。

肺燥宜润，关于燥气的性质，费伯雄说得很好：

"燥者干也，对湿言之。立秋以后，湿气去而燥气来，初秋尚热，则燥而热；深秋既凉，则燥而凉。"所以临床上治燥咳，有温润、凉润二法：寒燥在表用杏苏散（苏叶、杏仁、前胡、茯苓、半夏、陈皮、甘草、桔梗、枳壳、姜、枣），《温病条辨》："燥伤本脏——肺，头微痛，恶寒，咳嗽稀痰，鼻塞，嗌塞，脉弦，无汗，杏苏散主之。"燥热伤肺用清燥救肺汤（桑叶、石膏、人参、甘草、麻仁、阿胶、麦冬、杏仁、枇杷叶。人参可用太子参或沙参代），《医门法律》："气促干咳，无痰或少痰，咽喉口鼻干燥，舌干苔少，或痰中带血，用清燥救肺汤"即是。

咳嗽有甚于晨，或甚于晚，如何解释？一般来说，晨起咳嗽，痰先稠后薄的，属肺脾湿痰；甚于晚或在午夜后更甚的属肾虚。但这不是主要的，仍当看具体情况来决定。

关于老年慢性气管炎"咳、痰、喘、炎"四大症的治疗，个人的点滴体会：一般性治疗应以化痰为主，化痰方中以二陈汤〔3〕为主。痰多的用六安煎即杏仁、白芥子加二陈汤；夹热的加黄芩、黛蛤散、贝母、海浮石；消痰用白芥子、莱菔子、雪羹汤（海蜇头、荸荠）；涤痰用皂荚丸〔168〕、葶苈大枣泻肺汤〔323〕等；豁痰用枳实、郁金、远志；滑痰用竹茹、竹沥。涤痰法在运用时应注意体质，如果体虚久病须慎用，或以不用为好。以上所举的药物都是用于咳嗽痰多的，至于礞石滚痰丸〔356〕、指迷茯苓丸〔226〕、导痰汤〔147〕等，一般习惯不作为止咳化痰之用，不列在内。

在支气管炎初起的治法中，大都须包括治感冒在内，因其痰多、咳嗽、气喘往往是感冒引起的，一般用辛温解表或兼用清热的药物。至于预防感冒的方药，着重在补助正气，正气胜自能卫外，外邪就不易侵犯。容易感冒的人用玉屏风散是好的，但也不能常服或长服（以防闭邪，或邪重则非防风所能祛），用药方法还应根据体质需要，分别处理。另外，平时加强锻炼也很重要。

总之，治疗咳喘，中医有几句名言：即“治咳嗽不离乎肺，不限于肺”；“治实必顾虚，治虚必顾实”；“实喘治肺，虚喘治肾”，我认为很有道理。咳喘虽是两证，但咳久可以致喘，喘亦可由咳引起，所以两证常难以截然划分。

附录Ⅱ：漫谈喘的证治

中医对各种疾病的辨证，都有一个纲领。譬如喘，我欣赏叶天士“在肺为实，在肾为虚”二语。徐灵胎批语：“二语道尽治喘之法”，也是同意叶氏提纲挈领的看法。叶氏此二语，应当与张景岳所言合看，张氏说：“实喘者有邪，邪气实也；虚喘者无邪，元气虚也。“在肺为实，实者邪实，在肾为虚，虚者元虚。”外感痰浊逗留肺经者，固然属实，即所谓虚喘之本在于肺肾，虚中仍有实在。因为咳喘之证，单纯属于肺虚，如《证治准绳》所说：“肺虚则少气而喘”者较少，肺虚而夹痰热逗留肺络者则至多。尽管肺肾两亏，气阴并伤，而见舌质光红，只要咯痰不爽，痰粘腻厚，补中仍当佐以肃化痰热之品。王孟英说得好："感后余热，阻气机之肃化，搏津液以为痰，此关不通，一切滋补无从着手。"所用方法大都采用千金苇茎[153]（一般不用桃仁）、雪羹、竹沥等等，掺入熟地、沙参、冬虫夏草、肉苁蓉、女贞子、旱莲草、紫石英等药中用之，以为清上实下、下虚上实之治，亦即叶氏所谓"在肺为实，在肾为虚"，虚实同病者之治法。必须指出，痰热阻塞肺络者，不一定表现在苔，而应当注意在脉，右寸滑大，则为的据。本来肝司左升，肺主右降，升降失度，治节不行，所以为咳为喘。但治节何以不行？肃化何以受阻？主要是热搏津液为痰，痰阻肃化之故。王氏此点，说得甚透，适用得甚广，取效殊佳，是值得取法的。王氏又有"治外感须于实处求虚，治内伤须于虚中求实"二语，亦是治疗的关键语。此虽系泛指一切外感内伤，但虚中求实四字，引用到治喘，还是非常适合。上面所说是指痰热之证而舌光净的，如果舌剥而苔腻布，则是脾有湿痰，如用前法，就必须复入金水六君[190]方法了，熟地用汤泡或后下，取"浊药清投"之意，王旭高医案中每每用之，他联系咳嗽、气喘、痰饮、虚劳三四门方法合而为一，这就在临床随机变化了。

大概内伤久病，苔脉相参，脉为重要。我从前曾经治一气喘病人，但坐不得卧已十余天。舌苔厚腻满布，脉则右尺动滑如驶。所服的药：小青龙、三子养亲、平胃散、二陈汤，化痰之法无不遍投，病家已备后事。我根据病者脉象，而且看到化痰药已用过不效，处方用大剂“复脉汤”治下，参入肃化治上，初亦缺少把握，不料一剂能卧，明日腻苔尽退，转为花剥，舌露光绛，始悟其人本质原属阴虚火旺，腻苔乃十余日，张口呼吸，浊气上逆之故，这是变法中之变法，是很难遇到的。又按所谓肺实当右寸滑大，还要按其两尺，两尺虚弱才是上实下虚之据。如果两尺不虚，右寸独大，那又可能是实证了。如《古今医案按》记李士材治史明彝经年咳嗽，历久无效，自谓必成虚劳。李曰：“不然，脉不数不虚，惟右寸浮大而滑，是风痰未解，必多服酸收，故久而弥盛”，用麻黄、前胡、苏子、杏仁、橘红、半夏、桔梗、甘草，五剂止，十剂痊愈。尤在泾亦谓久嗽脉不数、口不渴，未必即成虚损，多属痰饮为患。又《医述》载程星垣案：一商心胸胀闷，大汗气喘，不能坐卧，昼夜惟行步，不能暂停。诊脉浮而微，右寸似无。方用人参 15 克，生姜十片，水煎，频频缓服，喘急少安，能就枕，再服遂愈。人参补肺定喘，肺实则气收而汗自止矣；肺属金喜辛，姜佐人参引经，补肺而开肺部之闷胀。“右寸如无”，方用人参，比之李案右寸浮大而滑，虚实判然，脉之重要，于此可见。外感重苔，杂病重脉，不可不研究。至于脉的分部和配合脏腑问题，我认为任何病都以分部来辨是拘泥，但各种病中如见到某部独异，往往与所配脏腑有病，则确应重视，从而使我们在治疗中注意某脏的虚实，也是有益的。

定喘要分虚、实，实喘用苏杏二陈汤[163]，重则用三子（苏子、白芥子、莱菔子）二陈汤；虚喘用归地二陈汤（旧名金水六君煎），根据我的临床体会，治喘咳痰多，舌苔光而痰有咸味的，往往有效。如果胃口不好、大便带溏的，用参术二陈汤[198]（旧名六君子汤）。又虚喘还可随症加紫衣胡桃、五味子、坎炁（脐带）、河车、蛤蚧、钟乳石等。

附录Ⅲ：漫谈哮的证治

哮的特点之一是屡发而顽固。“喉中水鸡声”，形容哮象是最适当的。我的体会，《金匮》射干麻黄汤是哮证祖方。射干麻黄汤与小青龙汤不同，二方均主麻黄，但前者摒弃辛温解表的桂枝汤不用，而以苦寒清咽的射干与麻黄为配；又取款冬、紫菀的辛润下气以为佐，合辛开、苦泄、酸收为一方，主治显然在肺，应为治哮的专方。

病而为哮，已较支饮进一步。哮证必有顽痰胶固，发时非攻不可，至若不发之时，又非健脾补肾、扶正调养不可。王旭高治小儿哮证，用六君、平胃加川贝、榧子为末，塞入大枣内，葶苈同煎，意甚巧妙，可资取法。我曾借用外科阳和汤法（熟地 30 克，白芥子 3 克，炒研，鹿角胶 9 克，姜炭、麻黄各 1.5 克，肉桂、生甘草各 3 克，水酒各半煎，加五味子 1.5 克），治一儿童色皖体弱，阳虚哮证数年，亦获良好效果，可见治法的运用。《张氏医通》冷哮丸（麻黄、川乌、细辛、蜀椒、白矾、牙皂、半夏曲、陈胆星、杏仁、甘草、紫菀、款冬）与三建膏贴肺俞穴，及丁氏哮吼紫金丹（白砒、豆豉）也是很有效的。

用定喘汤治哮，对阴虚痰热之证，似未尽符合。杏轩《医述》所载哮喘一方，可资参考。方用熟地15克，当归3克，茯苓、半夏、橘红、金沸草、麦冬各4.5克，甘草1.5克，淡豆豉3克，黑山栀3克，海浮石6克。立方本旨：金水六君为主，合滋阴养血以治痰，山栀、豆豉清火、金沸草咸能消痰，海浮石咸以降火，配合似乎很全面，如果合黛蛤散用，则更好。

第十八篇 消渴病解

消渴者，大渴引饮，饮入即消。初见渴饮消水，久则消津液，终至肌肉消瘦而死，故曰消渴大证也。

《金匮》消渴一门，制方立论均本《内经》、最为纯正可法。惜后之集书者见消渴正文不多，遂取《伤寒论》之文凑入其中，如“厥阴之为病”条、“五苓散”各条均非消渴正文，集书者以文中有消渴字样，遂列入消渴门中。殊不知仲景文法，消渴二字，有专作一病之名辞者，有借作渴欲饮水之症状者。伤寒渴者甚多，故时见消渴二字，实乃言其症有口渴饮水多之象，非谓渴饮即消渴之大证也。言消渴者如此，单言渴者，益可知其非消渴证矣。必先明此，则疑自破，而消渴之正文可见矣。

《内经》曰：“二阳结谓之消。”又曰：“消、瘅、偏枯，肥贵人膏粱之疾也。”膏粱之体，醇酒厚味酿成内热。二阳者，阳明胃也，内热结在胃中，烁津消水，作渴引饮，故曰消渴。可知消渴一证，虽有上中下三消之不同，而其始必起于阳明胃也。

嘉言喻氏谓“消渴一病，始于胃而极于肺肾”，深得《内经》之旨，证之《金匮》尤相吻合。本文云：“趺阳脉数，胃中有热，即消谷引食，大便必坚，小便即数”，又曰：“趺阳脉浮而数，浮即为气，数则消谷而大坚”。其实照上一条文观之，确是“大便坚”之缺文，当从《金鉴》改本为是。“气盛则溲数、溲数则坚，坚数相搏，即为消渴”。趺阳者胃脉也，浮数为胃热之脉，胃热由膏粱厚味而来；内热甚则消渴善饥；热气下迫则小便频数；小便频数则水津不足，故引饮自救；饮愈多则小便愈多；小便愈多则大便愈结；善饥则消谷；消谷多则宿垢多，热搏宿垢而成坚结。坚结不去，则内热更无出路，而消中之证即成，此即《内经》“二阳结谓之消”之意也。治当去其坚结，清其结热，故曰“中消可下”，下者釜底抽薪，根本之治也。

历代名贤以下法伤正，颇多非议，不知消瘅初起，原非虚证，乃肥贵膏粱有余之疾。膏粱之体表虚里实，煿炙烹煎，尤多火毒内蕴，急下所以存津，速去其结，则热无所凭，自不致消津烁血。若因循顾忌，每致失机。惟下亦有法，大承气〔31〕之猛，固不相宜，即便小承气〔48〕之枳朴，亦当审证而施；惟调胃承气缓下之法；最为合拍，汤中之甘草，既能缓大黄之急，又能清解火毒，一举二得也。若日久津液已伤，结热不去，肠无津润，坚结不能下达，又当辛润通结，如经方麻仁丸〔297〕及润燥〔267〕、通幽〔272〕、黄龙〔278〕、玉烛〔84〕、增液〔350〕之类通润兼行，庶正不伤而结去。若徒用清热，结不去则热亦不清；徒用生津，热不清则液终不复，养痈留邪，无足取法。是中消之治，舍下莫由矣。浸假胃热不解，上熏于肺，延为上消，而见渴饮不止，喘息者加以清肺生金之品，如白虎加参〔113〕之类。下灼及肾则为下消，而见咽干䐃干骨热者，加以育阴泻热如猪苓〔290〕、六味〔79〕之类。上下虽不同，其原本于胃则一也。故吾谓喻氏“始于胃而极于肺肾”一语，为深得内经旨趣，而治法有一以贯之之概。

再，后人言消，每断断于上中下三字，一若胃病不及肺；上消不连下，分别脏腑如界，其实除初起由胃热外，至其极也，肺消无不伤其肾液，肾消亦无不耗其肺津者，故当连看而不当分看也。更有好色之辈，姿色竭其精，丹石鼓其热，欲火内焚，阴液消烁，乃龙火内燔，真阴干涸，虽亦引饮自救，而外来之水毫无补于真阴，龙火得水而愈燔，消烁精液，与饮入之水建瓴而下，消渴引饮，形肉消瘦，饮一溲二，如膏如油，腥臊触鼻，流金烁石，计日可穷，为不治之死候。若尽人事，则大剂生脉〔108〕、大补阴丸〔27〕、麦门冬饮〔151〕、甘露饮〔90〕之类，甘酸化阴，清热敛津，养荣润燥，或可挽回一二。金茎之露，其在斯乎！此病历史记载颇多，汉之茂陵，唐之昌黎，其著者也。

至于“男子消渴，小便反多，饮一斗小便亦一斗”者，又与饮一溲二大不相同，饮一溲二是龙火内燔，消津不消水，与膏脂溶化并下故饮少溲多。饮一溲一是肾阳不足，釜底无薪，水不化气，纯从小便而出，故饮一斗小便仍一斗，乃阴无阳无以化之象，宜温肾阳以化气，气升则渴除，气化则泉缩，轻则五苓〔62〕重则肾气〔189〕，效如桴鼓，惟辨证须细审：饮一溲一，小便亦如膏者，惟色纯白。小便亦清，无如油之状，且不腥臊发臭，而以清长者为多，合之症脉，方无差忒，若有误投，祸如反掌。其有肾气不化而肺素有热者，上热下寒，纯用肾气，则下益而上损；又当仿《金匮》栝蒌瞿麦丸[255]润上温下之意，用天花粉、山药以清热润燥治上，用熟附、肉桂化气开津治下，为肾气之变法，亦消渴之别出者也。

第十九篇 淋 病 解

淋、浊，二证也。淋有五：膏、石、劳、气、血；浊有赤、白、门分类别，截然不同也。然以实验言之，则二证每相因同见，可分可不分，当以见症为主，以症求因，因证别治，不必拘泥于各义也。《金匮》附淋于清渴之末，其主文仅一条，浊则未见。此病古时少见，《金匮》乃实验之书，病稀故论少。至于今日，淋浊之病较多，则当求治法于后贤之论述中，以补《金匮》之不及。

今先从《金匮》述之，曰："淋之为病，小便如粟状"，则今书之所谓砂石也。又曰："小腹弦急，痛引脐中"。少腹至脐，均属肝位，痛引弦急，肝经病也。望文思义，当是肝气失于疏泄，肝用强而火盛，肝移热于膀胱，湿热锻炼而结砂石，故小便如粟，少腹弦急作痛。治当疏泄厥气，而化湿热。《金匮》主文，如此而已。诸淋之因，固大半由此而发，肝火湿热，当为此证纲目。后贤以肝火旺者，肝阴必亏；膀胱热者，肾阴必亏；小肠为心府，小肠热者，心火必旺，心阴必亏。故又加入清心育肝肾之法，以治淋出如膏者，是进一步法矣。淋证除如粟如膏外，尤多血丝、血块之征象。以小肠与心为表里，心生血，肝藏血，肝有热则血不藏，心有热则血下注，由气入荣，病更深重，急与清热凉血，而去瘀腐，是又进一层矣。

今述各证之证治如次：

一曰石淋。淋出如砂石，象形也。石字不如砂字之似，粟字尤形容切当，当从《金匮》曰粟淋。粟石一声之转，或辗转相传之误耳。小便中夹有小粒如砂粟，痛不可忍，出后稍松，旋复如故，小溲亦浑，乃膀胱积热锻炼而成，有如汤罐受煎，底结白碱，坚着难出，故致痛楚。宜清积热、化砂粟，滑以去着。清热如黄柏、知母、连翘、山栀之类；滑着如冬葵、瞿麦、滑石、车前之类；化结如琥珀、海金砂、制军炭之类。砂石结甚难出者，稍加辛散，如沉香、肉桂之类颇多获效，但只能暂用，不可为常。葵子、滑石尤为专治石淋之要药也。

二曰气淋。气淋有二：其一胞中气胀，小腹满坚，溺有余沥，乃气化不及州都。宜沉香、肉桂之类以化气。病甚便黄赤者，滋肾通关丸〔338〕；痛轻便清者，肾气丸〔189〕，佐以化湿热，去结着之品。如气坠少腹，迸注肛门，里急后重，逼切作痛，痛不可忍者，是肾气大虚，虚气下迫，宜苁蓉、杞子、茴香、杜仲之类，咸润摄下。若投行气破结，则注痛益甚，此气淋之最重证也。其二脐下胀痛满闷，牵引少腹，溲时管痛，小溲如烙，矢气稍松者，此肝气内郁化火，气滞不通，火郁不发。宜香附、木香、青皮、丹皮、山栀、胆草等品，泄气泻火。火甚者，当归龙荟丸〔130〕、龙胆泻肝汤〔95〕之类；气滞甚者，沉香降气散〔171〕之类。虚人用四磨饮〔103〕代之。气行则胀除，火平则痛止，效至捷也。

三曰血淋。小溲带血，茎中作痛，血色有鲜紫淡晦之分。心主血，心与小肠相表里，心移热于小肠，小肠移热于膀胱，血渗其中，与溲俱下。色鲜紫者，小肠实热也。宜导赤散〔146〕、小蓟饮子〔54〕加牛膝、茅根、藕汁、灯芯、竹叶等味；热甚者加犀角。鲜淡者，血虚而热也。清心莲子饮〔306〕治上，六味丸〔79〕治下，或加阿胶、生地之滋；黄芩、柏叶之清，虚热并治，亦颇有验，此《千金》法也。血色淡晦者，乃肾与膀胱虚冷。其脉必显沉迟，足冷，下元不温，阴寒肢厥，面色青白，数者必见一二。急以大剂肾气汤〔189〕，或加苁蓉、鹿角之类。若投清凉，必致偾事。古法治血淋，大体初用泻肝，继用清心，终用益肾，无能出此范围者。唯血淋一证，极难除根，有延至三四年者。倘茎中痛涩不爽，不能以其痛久而纯补，仍以去瘀为主。以其涩痛之象，必由于有形瘀腐阻塞精管，精窍不通，阻碍溺窍也。此病多由忍精不洩而来，盖出则为精，瘀则为血。乳汁白也，露宿则红；精液白也，内瘀则赤。瘀精阻塞，宿者不去，新者不生。不论近远，以虎杖散投之最妙（叶天士以土牛膝代虎杖，今颇传用）。方以鲜土牛膝捣汁一杯，炖温冲入上等麝香三四厘，一二服后瘀精尽去，其痛立减，屡试不爽，诚为佳法。或以琥珀、沉香、制大黄代之亦可，但效无其速。此法用于血淋有瘀、茎中刺痛甚者，无不相宜。惟血虚寒冷者，则为戈戟，不可不慎。

四曰膏淋。小溲如膏如脂，或出髓条，内热有汗，形肉消瘦，溲出短数，茎中作痛。乃金石热毒，以助入房，败精流入胞中，精溺同出。当分虚实治之：初起体实者，精塞溺道，溲涩作痛，宜海金砂散[269]，重加秋石、萆薢之类，以化浊分清。继则六味丸补泻兼施，以育阴去浊，至便清痛止为度。如不甚痛，或竟不痛者，一切通利之剂，均不可施，宜七味都气丸[6]、生脉散[108]、聚精丸[347]、菟丝子丸[276]之类，以固精摄滑，其用药与治遗精同法。惟痛而有瘀精者，切不可误用耳。不痛而痒，亦从虚治。大概膏淋一证，有类下消，但有轻重之分。膏淋重证，亦能消烁肌肉精髓，致人生命，故淋证以血淋为最缠绵，膏淋为最危重也。

五曰劳淋。思虑伤脾，气虚下陷，小便淋沥，遇劳更甚，身热常发，脉来虚大者，补中益气汤[172]为无二之专方，投之即效。淋证固忌补气，而此证非补气不为功。即一切淋证，日久虚其中气者，亦舍此方莫属。拘执守经者，每见而挢舌，不知特立独行之法，每收出奇制胜之功，墨守成规，定无进步。余尝见前贤治淋，有硝、黄与参、芪、柴、升同用者，初颇见疑，迨后稍稍经历，知淋证中气已虚，瘀浊未清者，必用此法，乃有效验，方叹吾见之狭。由此推之，凡见可用补中益气之中虚见象者，无论所夹见者何证，均可于其所当用剂中，加入补中益气之法，此亦一启悟也。

六曰冷淋。乃寒客下焦，水道不宣，满于胞内，先发寒栗，而后小便频数、淋涩而色白，宜金匮肾气丸[189]加鹿茸、沉香及肉苁蓉丸[133]。此证进冷剂则愈甚，以冷气与正气相争，则为寒战成淋，正气胜则战解便行。若进冷剂，助邪伤正，故病愈甚耳。

一般言之，治淋证最忌补气，气得补则愈胀，血得补则愈涩，热得补则愈痛也。然有一种淋证，愈服通利而愈甚者，非用补气不为功。治淋证又忌辛热，以淋本热病，以热济热，以热消阴，亢阳愈亢，阴液愈竭也。然又有一种淋证，愈服清凉而愈甚，非用温肾不为功。此治疗劳淋、冷淋非常之法，亦学者所当审知也。

【原按】 先战寒而后溺血，尝见一例：皖人江某，患一证三五年，遍历名医诊治不瘥。其病发于日晡，发则大寒抖战如疟，半小时后寒止，必小便出血，血甚多，色紫暗。第二次小便，则无之矣。其人兼有痰喘之疾。先辈汪莲石先生投以桂、附、砂、半、姜、味等，稍效，旋复如故。王仲奇氏以人参蛤蚧散〔12〕合六味丸投之，服三四十剂亦无效。先师甘仁先生亦为处方，方遗之。又有命服小青龙汤〔44〕及四磨饮等，未几遂殁。其病余曾经诊治数次，遍问名医，均未识其病名也。偶然忆及，疑即冷淋，附志于此，以备参考。

第二十篇　水肿病解〔注〕

水肿一证，《金匮》论述颇详，阐发《内经》，亦极精要，其意以肺为标、肾为本，胃为中之标，脾为中之本，简言之，即以肺胃属标，脾肾属本。良以水肿一证，不外乎风寒外客，气失宣达，三焦之决渎失司；或由元阳式微，命火不足，膀胱之蒸腾无力，以致水邪滔天，奔溃莫制，既不从汗解，又不从便泄，自必致泛肌肤而流四末也。其肿成之时，证固相同，而其未病之先，因实各异，然总不离肺胃脾肾四脏而已。大概外因者肺胃居多，必自上而肿下，所谓腰以上肿当发汗；内因者脾肾居多，必自下而肿上，所谓腰以下肿当利小便。故亦有肺病而及于脾肾者，肾病而及于肺胃者；或上肿由下而致，下肿由上而成，则又宜标本兼顾，肺肾同治矣。夫肺为水之上源，肾为水之下极，而脾胃居中州，受纳水谷，运化精微，四脏脏气，息息相通，四脏之中尤以肺肾为总关键也，故无论在标在本，均可累及。

夫肿病之成，将何以辨其标本耶？此有二法：先喘而后肿者治在肺；先肿而后喘者治在肾，以肿喘之先后而辨其在标在本，此一法也。其头面先肿，继及四肢者，宜治肺；先四肢肿，继及头面者，宜治肾。以肿势之上下而辨其在标在本，此又一法也。执此以论，则

《内经》标本之论（《素问·水热穴论》作“本在肾，末在肺”，今从通常用语作“标本”）可谓治肿之准则，苟能循其道而行之，虽不中，亦不远矣。后贤论肿，不能越其范围，即《金匮》所立五水之名，所制治肿诸方，亦不出此矩矱。

《金匮》五水：曰风水、曰皮水、曰正水、曰黄汗、曰石水。风水之证，“其脉自浮，外症骨节烦痛，恶风”。皮水之证，“其脉亦浮，外证肿，按之没指，不恶风，其腹如鼓，不渴，当发其汗”。正水之证，“其脉沉迟，外证自喘”，此《金匮》正文也。观乎此，则其属标属本，治肺治肾，已见一斑。风水、皮水，肺胃之证也。正水，肾脏之证也。其或外伤于邪，或内伤于湿，皆是使水邪停蓄、横流四溢。然又安得谓水肿一证尽止于此乎？曰非也，归纳纲要，当分四类：阳水、阴水、虚肿、实肿是也。

今先释阳水。阳水者，水肿之属热者也。其源于胃，传于肺，及于脾，与痰饮之属热者相同，仅在小便之利与不利耳。始由胃家伏热，热灼津液，液涸求水；水饮入胃，既不得肺家之转布，又不得脾经之运行，积而满溢，然后外散于肌表，浸淫于脏腑也。头面四肢浮肿，胸闷烦躁，口渴引饮，肿处窅而即起，色泽光亮，目下如卧蚕，兼有红晕，颧赤如醉状，气息喘急，小溲短赤，舌苔黄腻或舌质红，脉象浮滑或滑数。如见汗多者，热迫外泄之故。若见便溏者，脾失运行也。其肿势并不因汗而稍戢，因便而稍差，盖不在于汗与便耳。不可以常例因“上肿有汗则愈”之说而自囿，当从主证辨别其真假，不可拘于一二副证，以辞害意，其间轻重，有关生死也。至言方治，则一面宜宣肺导下，一面宜清热和胃，开其上，疏其下，则源清而流自结矣。古方越婢[325]一方可为此症主治，用麻黄以治上，石膏以治下，更以甘草协和诸药，胃热得清，肺气自利，则肿势自退焉。余如小青龙[44]加石膏、桂枝白虎[246]、大青龙[28]诸方，意亦相同，可以借用。苟或治肺治胃不效，更兼便泄者又当求之于脾，改为越婢加术汤[326]，此为极则之方也。

阴水者，水肿之属寒者也。其源起于肺，传于脾、及于肾。其原或客寒外束，肺失宣达；或寒凉伤中，中焦不运；或阳衰火微，蒸腾无权。凡此数因，皆能使水湿阴邪，得有滞留之机，不从下达而反上逆。亦见头面四肢肿胀，气息喘急，惟面色黝黄，目下兼有黑晕，小溲淡白短少，大便时溏时结，形寒肢冷，唇口少华，舌苔白腻，脉象浮紧，本证与阳水互参，适得其反。因异证异，则其治亦异，治分二法：只在肺而未传他脏者，以宣肺为法，麻黄加术汤[300]治之；传肾而兼见小便自利，脉象沉小者，以温阳为法，麻黄附子甘草[302]治之，有标本同顾之意矣。大凡证之至重，方亦至极，始能铢两悉称，除病取效。阳水、阴水，一间之别耳，一则治以越婢加术，犹是标证；一则以麻黄附子甘草，已兼本证。昔贤鞠通吴氏治一阴水，遍体浮肿，终日叫嚣，烦闷不可名状。数更医矣，有用治肺者，有用利水者，其大意虽不谬，然不易见效。吴氏诊之，曰：此尽阴证也。由于水邪滔天，泛滥上下，阳气悉被湮没所致，急用重量麻黄附子甘草汤浓煎，频频灌服，一昼夜服完，得汗与便而肿退。由此足见证之与方，贵于相使相用，病轻药重，失之过当；病重药轻，亦未免失之不及，能权衡其两者之间者，可谓善治之能乎！即此一案参阅，已见其识力与经验矣。苟能辨证明确，必见捷效，如吴氏之例可证。大概证之重者，固当依方施用，若其轻者则又仅宜仿其法，取其意即可。如此证上肿者，以苏叶、防风、荆芥、杏仁、桔梗、紫菀汗之，所谓“开鬼门”是也。兼寒者加肉桂、干姜、细辛、吴萸以温之，通阳所以导水。兼热者加知母、黄柏、玉泉、花粉以凉之，清热所以泄水。又如五皮饮以皮行皮，和而不伤；三子养亲汤[15]利肺泻气，威而不猛，皆属可用之方，于阴阳虚实之中均可量机参入，轻者往往即此见效。切不可因其时方而薄之；诿为无用也。惟又当注意者，即有时上肿用发汗而不愈，下肿用利水而不愈者，抑又何故？此盖只知其常，未知其变，所谓变者，即发汗当顾其阳，通阳而汗自彻；利水当顾其阴，阴复而溲自利。固又不可断断于但汗但利，以自囿于一隅。

阴阳之不同，已如上述，至若虚实间，则又大相径庭焉。再言虚肿：即《金匮》正水之证，“其脉沉迟，外证自喘”是也。正水之证，多属于阳衰火微，仅可谓虚肿中之一因，他若肾阴暗耗；阴阳并损以及肝虚不敛，表虚不固，皆为虚肿之成因。既名为虚，自有其致虚之道，且有其治虚之法焉，奚止一脏一腑已哉！姑先释肾阳不足者，高年阳气本亏，命火式微；或精室空虚，虚寒久稽；或病后伤其阳气，虚寒内生。阳既不足，当不能蒸腾而化生气血，致浊阴停聚而成湿成水。先由下而肿，肿处窅而不起，色泽枯悴，喘息气逆，两足逆冷，小溲淡白，形寒腰重，舌苔薄白脉象沉迟，阴头寒。阴下湿如牛鼻上汗，治宜温肾煖阳，利水渗湿，桂附八味，济生肾气，肉桂地黄三方治之。如兼便溏者佐入理中汤[274]；小溲短少者佐五苓散[62]；如兼冲气上逆，喘息颇剧，加入七味都气丸[6]、龙、牡、磁石、银杏肉、紫石英、白石英；甚则医门黑锡丹[165]、人参蛤蚧散[12]、坎炁、河车等，均可随症应用，惟视其肿势之轻重，与夫虚象之微甚。以为进退耳。若更脘腹膨大，脐突背平，青筋暴露，则脾肾两败，真元已竭，难乎为治矣。不论为阴伤、为阳衰，至此地步，未易挽回，勉用峻补之法，聊备一格：人参、鹿茸、巴戟、苁蓉、覆盆、益智、菟丝子、胡芦巴诸药，孤注一掷，间有得生者，亦未可知。肾阴暗耗者，大都由于病后阴伤不复所改，津不化气，气不化水，积而满溢，亦由下肿而起，既肿则喘，肿势日轻夜重，小溲短赤，懊侬不安，舌光红或光绛，脉细数，燥渴欲饮，宜六味丸[79]，知柏八味丸[188]，佐入枯碧竹，五皮饮同用，是养阴泄水之法；其或久病胃薄，不胜重药者，可投沙参、石斛、白术、山药、茯苓、炙草等清滋之品；他若千金鲤鱼汤[351]，草方蛤士蟆亦一妙法，二者均属甘淡养阴而不腻滋，利水而不伤阴，所以补成方之不及也。余曾治一人，服蛤士蟆二月而愈；其养胃之功，不亚于鲍鱼滋肿之用，因其特效，故为表出之。阴阳并损者，或属肺燥肾寒；或属脾寒肾燥，观其偏损而斟酌轻重。舌光淡，面少华，小溲清长，喘逆痰红，烦懊不寐，口燥脉数；或便溏肢冷，身重烦冤，小溲短涩而赤，有时溺后阴痛，烙灼如焚，舌淡白，脉沉细，尺部弦数，当此寒热并病，上下异证之际，立方最难求佳，见功极非易事，以其一有偏倚，变端立作，用药温凉之准则。非饱学多识者，实难着手。肺燥肾寒者当以温肾养肺为主，古方如栝蒌瞿麦丸〔255〕，以栝蒌清上，附子温下，最为恰合。或麦门冬汤〔151〕合金匮肾气丸〔189〕，二方同用亦可。脾寒肾燥者，宜以煖脾滋肾为法，古方交加散〔143〕颇属妥帖，干姜以温行，生地以清养；或佐白术、云苓、炙草以和中；或兼知、柏、芩、连、杞、地以补下，务使两得其益，不相抵触为佳。然又岂易事乎？要知汤药入胃，断不容飞渡其上，而直趋于下，此尽人而知之也，如是则治肺治脾，或有不能惬意焉。清贤徐灵胎创汤丸并进，上下分治之法，诚可以补前人之不逮，为后学之楷范。盖以汤者荡也，荡涤治上，丸者缓也，缓发治下，或以温药作丸，凉药作汤，一汤一丸各行其是，各得其宜，固至妙之法，亦苦心之得也。读书临诊贵在此等处用功，则沉疴宿疾亦有可治矣。更有肾阴、肾阳二衰之证者，则用方较为易施，当不必分上下汤丸之不同，因其同属一脏之病，同处极下之地，既无实邪之阻，见效亦自较易。初起亦由水肿及上，小溲淡白，两股生寒，舌光淡或光红光干，脉虚弦，重按细小，胸不闷而烦躁莫名，气喘促，甚者汗多；若汗出如雨，则阳随外越而气亦外脱矣。故虚肿一证，喘逆亦属主证，往往摄冲纳气之后，肿势因之而退。与实肿之用宣肺利水，而其喘自上者，一则肿随喘退，一则喘随肿止，虚实不同也。治法以温阳清补同用为例，古方中颇多此类，如左归饮[93]及附子阿胶汤[176]皆为要方，可以量情而施。此乃阴阳并损证治之大概也。至若肝虚不敛者，多由于失血崩漏或郁怒伤肝、肝体受劫而成。经云："虚气散逆，为胀为满"，肝虚不驯，虚气横逆，犯扰脾土，脾失斡旋。初见大腹胀甚，继及四末，遇热则肿甚，遇冷则肿轻，甚则青筋暴露，筋脉瘈疭，腹内微痛，痛则欲泄，泄后即快，脉象虚弦，重按无力，舌苔薄腻，《内经》"治肝之体，甘以缓之，酸以敛之"为惟一治法，白芍、甘草、乌梅、木瓜、熟地、萸肉、杞子、枣仁为必用之药，其功至缓，其法至切，久服不可间，自有痊期也。更有表虚不固者，素体肺气不足，腠理不密，外风乘之，内湿袭之、汗多、畏冷，便稀清溲、腹满、胸不闷、气不喘，以防己黄芪汤[149]治之。一面固表益气，一面利水导湿，《金匮·黄汗》篇中之芪芍桂酒汤[160]一方，亦可借用，意甚适合。虚肿之不同诸证，其大概如斯。

实肿者必先审其证实、脉实、体实，方可用治实之法，否则流弊甚多。《金匮》五水之中，舍黄汗外，可以攻下者，仅属石水一证。惟石水阴凝下结，已成坚实之质，自不能与水湿流动之体相比。水乃阴邪，当以温行为大法，盖与痰饮之未结者温药和之，已结者苦寒涤之，其意正复相同。足见治水而用攻逐，非至水寒凝结不可。然则固无须乎治实之法，何恃乎辨实之证乎。既无攻，当无实矣，子和氏之荡涤诸法，岂非多事耶？曰非也，要知肿势暴甚之时，横决之势，不可朝夕，一则防水气攻心而剧变，一则虑真阳泯没而不治，所以有急下急攻之法，背城借一，临河鏖兵，不得已之时，不得不然之事也。譬若河道上源淤塞，下游不通，则水势日积，泛滥溃决，滔滔莫制矣，非得上下濬导，安能防其不为祸哉！此理颇明，其法可存，惟又当晓者，即吾所谓证实，脉实，体实与夫治实也。肿势以由上及下者为多，按之没指，茎囊肿大，小便涓滴，大便多秘，喘甚抬肩，脉象弦劲或搏指有力，如循弓弦，舌苔白腻，体壮力强，病起不久者，即其候也。石顽老人谓“骤发便剧，元气未展者可用攻法”，非谰言也。惟攻亦有道，其道即以攻下与通阳并用也。水邪闭塞，阳气遏灭，徒用攻下，行见其水未通而正先伤，将因之而大泄不止，因之而助邪为虐，则更棘手。故治之者当以桂、附、干姜、细辛行阳破阴；舟车〔140〕、神佑〔239〕、禹功〔234〕逐水下趋，阳气既通，阴霾自散，其功虽捷，其用至难，一转瞬间功过立判，苟非证脉相符，犹以不轻尝试为妙也。抑念晚近市肆出售治肿诸药，皆治实攻水之方也，在病家固不问其是攻是补，只问其有效无效，姑试而服之。苟有效也，不知其暂效而必复发，一旦大作，重服之，则竟不效而致不治焉，犹诿为病深命浅，至死不悟，良可慨矣。读者其引为炯戒，勿贪急功，而遗噬脐之憾也，因其重要，故不惮烦琐，记之如此。综上所论，水肿一证之概要已具，他若虚中有实，半虚半实以及兼夹等证，又在心灵手稳，随机而变化之焉。

[注]《金匮要略·水气病脉证并治》中，除五水

外，更有气水、气分等病。本篇专论水肿，其石水、黄汗各另立一篇，见后。而以臌胀病为本篇之附。

附：臌胀篇

臌胀一病，夙称大证，以其起病之缓，与夫治效之迟，断非其他杂证可比。往往累年积月而始成，当其未成也，原因固多，及其既成也，治疗亦难。四大证中，中风、虚劳、噎膈，已详前章，兹专就臌胀一证而言。

《内经》论臌，一则曰“诸胀腹大，皆属于热”。再则曰：“浊气在上，则生䐜胀”，立寒热两大因，得臌胀之纲领矣。然以临证经验所得，属热者究少，属寒者实多，而属虚属寒更繁见不鲜也。自唐以还，群贤迭出。论臌之说渐多，治臌之法亦较备焉。今将其归纳而绎之，得六门：一曰气臌；二曰血臌；三曰虫蠱；四曰湿臌；五曰水臌；六曰虚臌是也。其名似杂，而其因实简，类皆可以观命名而知其所由治也。张介宾曰：“五脏六腑虽皆有胀，然无不由于脾肺肾三脏”，洵非虚言。而脾土一脏尤为此症之主体，固无论其寒热虚实也。脾居中州，外廓为大腹，水谷入胃，藉以腐化，不病则生生不息，津液气血之所从出，病则健运失常，虚气散逆而胀满矣。故治臌之法，有建中央以运四旁者，即指此而言，盖未有不因于脾者也。

六臌何如？分述如次：

一曰气臌，即胀由气郁而得者，因于情志之不达，襟怀之不畅，气郁于内，无从发泄，假若上攻于胸胁，则成噎膈、胸痹诸证；下趋于少腹，则成为疝气、癃闭之象。既不上，又不下，而独壅满于中州，则犯胃克脾，气臌之证成矣。初起微觉胸腹饱胀，食入作梗，继而即见硕大如瓢，其坚如鼓，按之鼕鼕作声，一动则气逆攻撑，上升胸胁咽喉之间；尤甚者且可发厥，其或青筋暴露，脐突背平，则势已沉痼，难为力矣，盖非特气臌一证已也。此证在臌病中最属淹绵，情志之病，还当治之以情志，药石之用，仅治其所病而已。古方中以逍遥散〔264〕、越鞠丸〔328〕，治之，亦不外乎解郁、疏肝二法，无可以使之除根去蒂者。昔贤易思兰有一疏肝之方，四神散〔102〕是也。盖为易氏一生得意之作，用以统治肝经各病者。尝言“万病以四因为主，四因之中，尤以气病为多，固不独肝脏一经为归也”。此说虽嫌过偏，亦属一得，固不能因噎废食也。原案治干血劳病久体羸不胜攻克者，所谓气行血行也，直踪长沙，跻其堂而入其室，易氏之谓焉。今借以治气臌，以气药治气病，不其然乎。若兼气攻上逆者，佐以旋覆、代赭、金铃、瓦楞之类。胸胁满胀者，合以新绛、葱管、橘叶、薤白之类。而严氏推气散〔288〕一方，尤为中的，凡治一切肝气入络之证，见效甚捷。其或胀满且痛者，气滞络瘀也，陆氏瓜蒌散〔116〕最妙，更又正虚病实者，四磨饮〔103〕是其治也。苟有频服以上诸方之后，而胁满腹胀诸症，非但不效，反而较前更甚，将何以治之？则《内经》甘酸一法，为唯一之治焉。要知行气、理气之药，无非辛香燥烈之品，其始或有效，其继必尽劫其肝阴而更甚，此时一见端倪，立即更弦，犹可挽救，魏玉璜所谓“愈疏而愈胀”之论，先得我心矣。如舌转光淡，脉转弦细者，柔肝敛肝为主、白芍、甘草、乌梅、木瓜、枣仁、萸肉等。如转光红光绛、脉见细数、虚数者，养肝育阴为主，玄参、阿胶、生地、牡蛎、枫斛、麦冬等，到此地步已有顾本之意，又类乎虚臌之象矣。惟当审其情势，果有虚候，方可用之，反之，又贻虚虚之戒。每读昔贤医案，有治肝气证不用疏肝，而用养液之品；治肝火证不用清肝，而用育阴之味，盖具深意，能得治病之三昧者也。顾于初起属实者，又当别论。

二曰血臌，乃由于瘀血留滞所致。或妇人月信不至，经阻成瘀；或男子跌仆受损，血凝成瘀等。而属前因者尤为多见，血为气附，气行血行，血之瘀，气之滞也。当其已成之日，固已血结；未成之时，尚为气郁。故与气臌相较，其见证固有一间之别，其治疗颇多雷同之处。况行气之品可以间接治瘀活血，然则气臌血臌岂非即轻重之分乎！明乎此，则血臌一病，思过半矣。其症大腹臌胀，青紫之筋外露，按之板硬作痛；四肢指爪亦有红丝赤痕可见，大便燥结色黑，两目目眶灰黝，甚则肌肉瘦削，皮肤甲错，胃呆，脉虚等，此则血气已伤，难为力矣。治法以和营破结为主，大黄䗪虫丸〔38〕、《金匮》下瘀血汤〔39〕以及抵当丸〔184〕增损出入，能得下黑块，即可逐渐而消。初起轻者，即桃仁、红花、归尾、赤芍、丹参、琥珀、三棱、莪术、五灵脂、生蒲黄等已可胜任，无庸大刀阔斧以伤其正也。如苔白脉沉，腹中疠痛甚者，寒瘀气滞也。加入桂心，熟附、干姜、茴香，以及逍遥、越鞠之类。苟久病体尪，神伤肉脱之时，则去瘀之味又当禁用，专取行气理气为上矣。即易思兰四神散一方，堪称无匹，非特有气行血行之旨，抑且可以避免不少流弊。盖一攻之后瘀结四散，横梗腹中，按之累累，若数十百小块然，此乃正虚气不内守也。急宜重用醋炙黄芪、炒潞党、焦白术、醋炒白芍等扶正之品，再合轻剂和营之方，或有挽救。否则，其重者且可上攻心肺，而见神昏、喘逆之症，又当用琥珀、泽兰以治心；葶苈、桑皮以泻肺，危险殊甚，不能谓其必效也。故易氏此方大为后人开一法门，非特能治血臌、气臌二证已也。抑又有问者曰：瘀散腹中，自当再接再厉；复投攻逐，顺其势而导之，何一转而用益气扶正之品，有何说欤？盖正气足则瘀结能行，气为血导，气足能行，则攻逐之方自然有力，若气既不足，则瘀血自无统摄，而漫散横攻矣。故用参、芪以收之，和营以导之，兼善之法也。昔贤有谓“熟地为化痰之圣药，黄芪为消癥之良剂”，盖信然哉。

三曰虫蛊，大多病于幼童，平素恣啖甘腻杂物，兼伤谷食，以致脾胃中气暗伤；甘能助湿，湿能化火，食滞不化，积久化热，湿火食积互相蒸迫，则虫病生矣，类小儿疳膨之证。其成既缓，其治较难。初起脘腹微硬，饱闷作胀，神疲喜睡，屡屡索食，继而腹膨，按之如石，大肉日削。颧面时红时白，唇口白点隐现，腹中如物向上攻痛，得甘物则暂安，移时又痛又攻者，则虫积已成。治宜参苓白术散〔199〕、香砂六君丸〔229〕以扶土和中；使君、鹤虱、芜荑、榧子、白雷丸、五谷虫以杀虫攻积；再佐白蜜、饴糖以诱之。肥儿八珍糕〔187〕、肥儿丸[186]二方亦可备用，轻者即可见功。若投之不应者，又当用万应丸[24]攻逐扫荡，体虚者仍兼扶土和中之品，则无有不效者矣。惟服此丸亦有一法，必候其虫积攻动之际，先用蜜糖汤送服，而另煎参、芪、归、芍、术、草等预置其旁，得一二小时后，必腹中阵痛大剧难忍，神识异常似有暴脱之象，实即虫势有下夺之机，须臾得便而出矣，急使静息，服以汤剂，待其正气来复，再观后效。若有未得者，则数日之后必有攻动，仍仿此法用之可也。惟须知其正气之能否胜任，而为用药攻补先后之不同，此种峻剂虽为急治之法，功过之间，讵可逆料哉。如虫攻胸腹痛甚者，则《金匮》九痛丸[13]一方，颇属对证，若兼见心中疼热，时索冷饮，口鼻疳疮，有时潮热，有时呕吐酸秽，或杂涎沫，而舌质光绛，脉来细数等，乃由虫积内结，木旺化火，阴津被灼之证也。宜清养生津，柔肝泄热如洋参、石斛、乌梅、白芍、胡黄连、芦荟、龙胆草等治之，与上法又有霄壤之别焉。小儿脏腑娇嫩，中气本弱，饮食生冷，蛊病由是而生也。若在南方瘴疠之地，最多感触阴毒秽浊之气，误食腥臭之物，袭人脏腑，饮人血肉，其证有缓急之分。缓者腹膨渐大，紫筋凸露，毫无纹理，乍寒乍热，或心腹阵痛，或面色青黑，若至神识昏瞀，则毒势有攻心之险矣，至此则难治；急者猝然仆倒，人事不省，口流白沫，肢冷且黑，面色亦黑，或即时死，或数日死，仓卒不及救也。故于南方瘴疠之区行旅者，当备预防之药，古人所谓旦夕之间，不知生死者此也。预防之法，随身佩带雄黄、麝香、丹砂等辟恶之品，常常吸鼻可以避免。如有感触者，急则用玉枢丹〔83〕、辟瘟丹〔345〕、行军散等灌之；如不效者则毒势内闭颇甚，非用苏合香丸〔162〕或飞龙夺命丹〔55〕，太乙追命丸〔64〕不可。如得回醒，再用解毒辟秽之药，以善其后。缓则毒蛊内窜之后，得人身之血肉，以自肥其身，尤宜及早图之，待正衰气败，则不可救矣。治宜琥珀人参丸〔314〕，体力未衰者，去人参，加锦纹、血竭、干漆、苏木等行血之品，服后可于便中验之，有殷红之长虫蠕蠕动者即是。至可虑者，即绵延岁月，逐渐滋长，以致成沉痼不拔之疾，虽有灵方，亦难图功也。此证与蛔积比，则轻重悬殊矣。

四曰湿臌，在臌病中属最轻之证，多由于过食膏粱厚味、鱼肉酒醴之类，蕴积既久，生湿、生热，湿热既盛，则中气窒塞，脾胃被困，然后臌证成矣。昔贤所论“建中央以运四旁”者，盖谓臌证总不外乎脾胃二经之病也。虽亦有肾虚阳衰，肝横木郁者，则只宜于扶脾和胃之中少佐一二，以运之可耳。所以臌病之起，其源或殊，至其极则无不累及脾胃也。证之事实，丝毫不爽。若其属湿者，脾土一脏尤属重要，湿之生乃脾之虚耳。当湿盛之时，唯有治湿，待湿去之后，进当治脾，非特程序如斯，抑亦治本之道。其证分湿胜、热胜两种：湿胜者腹臌、胸痞、噫嗳不爽、面黄肢冷、小溲混浊，有时大便骛溏，口腻或甜，舌苔浊厚，甚则灰垢，脉象濡滑或带濡迟。湿浊之充斥上下，气道之壅满不利，概见一斑。先用平胃〔81〕、二陈〔3〕、三仁〔16〕芳香宣化；不效者，加入小温中丸〔53〕，破结泄浊。又不应者，则非苦燥之品可以见效矣，又当用益火煖土之法如熟附、炮姜、桂心、吴萸、豆蔻等，黄氏所谓“欲燥土湿，先温水寒”是也。便溏者加入潞党、白术、扁豆、云苓等健脾之品；口甜者佐以佩兰、蔻壳、白残花轻宣之剂，如湿温热退，独口甜不除者，可仿叶氏乌梅、干姜同用之例，土湿木陷，木来泻土，所谓“隔一之治”意也，此法诚妙，其验有胜于苍术、厚朴等。热胜者心中疼顽不可名状，噫气酸秽，面目发黄、小溲浑赤短少、大便干结，口苦咽干。舌苔厚腻、脉弦滑数，蒸热之气迷漫，清浊之气混淆。《内经》“诸胀腹大，诸病有声，鼓之如鼓，皆属于热”者，即此类也。宜用苦寒以泄热。甘淡以渗湿，中满分消丸[63]是其治也。湿遏甚者少佐茵陈[213]、八正[7]以导湿下行；气闭甚者或加金铃、香附以泄肝疏木；而张氏化肝煎[67]及加味逍遥散[123]二方，尤属熨贴，一面清火，一面疏肝，则进一步之法也。盖土湿则木菀，土虚则木陷，自然不易之理。故脾滞之证，用疏肝而愈；气弱之证，用升肝而瘥者，即此意也。

五曰水臌，顾名思义，已知其得病之源，舍水湿之外奚有他因。论治，大意已详前章水肿篇中，惟微有不同之点，即臌病之起，先由大腹而肿及四肢；肿病之起，先由四肢而肿及大腹。而臌病之肢肿，未必每证尽见；肿病之腹大，可谓十有八九。盖臌证不病则已，一病则成绝证，古人列之于四大证中，不可不为深思。肿证病者既多，得病且易，效者亦多，且见效捷，若或有虚实变端之不测，又当例外矣。要知肿、臌二证相较，其轻重虽不可并论，至其治法，固亦相同，肿病有肺、胃、脾、肾四经之分，寒热虚实四因之别，臌病亦然，大要言之，或以五苓[62]、五皮[61]以通阳利水；葶苈、桑皮以泻肺泄水；用金匮肾气以温阳化水；张氏春泽[225]以养阴利水；禹功[234]、神佑[239]间可偶一投之；香砂六君亦能按证加入，随机酌量，在乎辨证以施耳。

六曰虚臌，在臌证之中可称为难而又难者。如冀复元，不可得焉。其见症治法又与虚肿相同，可以参酌，更不多述。又有臌病五绝症，不可不知：脐突、背平、青筋暴露者一绝；服药后余胀皆消，独脐突不消者二绝；兼便血而脉乍大乍小者三绝；上喘、下泄不止者四绝；服峻攻之剂，胀势已消而复盛于前者五绝。凡此数者，见一即为难起之疾，临诊之时，不可不预为告知，以为戒慎。

第二十一篇 石水病解

《金匮》五水，惟石水语焉不详。其论散见篇中，后人多有误解者，我心忧之，作石水解。

“石水，其脉自沉，外症腹满不喘。”此石水之提纲也。《金匮》五水，先纲后目，独石水明文仅此一条，神龙一角，可望难亲，不使后之学者望洋兴叹耶！然《金匮》与《灵》、《素》相终始者也，《金匮》之所无者，曷求之《灵》、《素》，以《灵》、《素》之所论，合《金匮》之论而参证之，其义易明矣。

石水者，水之凝于肾，如石之坚者也。肾气实则胀，故腹满；水实在里，故脉沉。其不喘者，盖别于正水之喘耳。正水者，肺肾自病；石水者，肝肾自病也。《素问·大奇论》云：“肝肾并沉为石水。”水沉结于下极，不犯上焦，故不作喘，与正水之肾本肺标者有间（《素问·水热穴论》：“……标本俱病。故肺为喘呼，肾为水肿。肺为逆，不得卧。”）。故腹大脉沉同乎正水，而喘与不喘实为此证之眼目也。《金匮》之言石水者，如斯而已。

进而考之《灵枢》，其《水胀篇》以水与肤胀、鼓胀、肠覃、石瘕、石水并举，惜仅有其名而无论。既为《灵》、《素》之所无，不束手待毙耶！无已，就其无文字处求之，则石瘕与石水最有密切之关系。其言曰：

"石瘕生于胞中，寒气客于子门，子门闭塞，气不得通，恶血当泻不泻，衃以留止，日以益大，状如怀子，月事不以时下。皆生于女子，可导而下。"此一段详述石瘕病因证治之经文，相对即可推求石水之证治，是则经之无石水论者，学者应用举一反三之法得之矣。

盖胞中者膀胱之后一大夹室也，名曰玉房，男子以藏精，女子以系胞。女子以血为主，恶血积于胞中则衃留，日以渐大；男子以气为主，水气积于小腹，则胞内坚满如石。石瘕属血，血凝则月事不以时下；石水属气，气凝则小便不通。石瘕皆生于女子，则石水自当病于男子矣。恶血当泻；故石瘕可导而下；蓄水亦当泻，石水岂不可导而下耶？因同、病同、治同，所不同者，气与血耳。得此一解，再反而求之《金匮》，则知《金匮》之论石水，固不仅此一条，惜为编次所乱，非细心体会，不能得其理趣耳。其曰："病水腹大，小便不利，其脉沉绝者，有水，可下之。"一条，即石水也。腹大即外症腹满之互辞，单言腹大肢体不肿，可知水结于里，非如风水、皮水、正水之游溢于外也，水结成坚；腹满如石，非如风水、皮水、正水之满，按之即软也。石瘕属血，恶血当行不行而成衃；石水属气，小便当利不利而成水。其曰小便不利者，石水之所以成，亦即与经文"石瘕月事不以时下"对举文字也。脉沉为水在里，沉而至绝，沉之极矣，非但里有水，水且坚凝。《脉经》以按之至骨为石脉；《金匮》以按之至骨为沉绝之脉，属石水，理固通也。水病可下者少，凡舟车〔140〕、神佑〔239〕、禹功〔234〕之属，急标图功，动辄得咎。《金匮》水气论治，发汗利水、温阳化气为不二法门，罕有言下者。惟石水沉结在内，与石瘕同法，可假手于一下，其言可下者，当属石水无疑矣。以此推之，则知“少阳脉卑，少阴脉细，男子则小便不利，妇人则经水不通，经为血，血不利则为水，名曰血分。”一条，亦石水与石瘕对举之文字。而“少阴脉沉而滑，沉则为里，滑则为实，沉滑相搏，血结胞门，其瘕不泻，经络不通，名曰血分。”一条，更属《内经》石瘕之原文，仲景重申之于水气门中，岂非为石水作陪衬而设耶！《内经》既以石瘕与石水并列，《金匮》更以石瘕与石水相烘托，其意明显，发人省悟。

再论石水治法，既言可下，然下之不当，亦足致弊。水寒成冰，以致坚凝，元阳不足，命火衰微，不言可喻《内经》所谓寒气客于胞门，原其始也，《金匮》所谓少阳脉卑、少阴脉细，言其终也。下药多凉，下又伤阳，阳衰阴结，重伤其阳，阳伤而结不去固危，结去而阳随脱亦死。每见水证下后喘急汗出、肢冷而殒者，比比皆是，未必皆不当下，盖下之不善耳！下以破结，结之本原于无阳，则温阳一法最为切要。烈照当空，冰山可化。结轻者但温其阳，阳回则阴凝自散；结甚者亦当于导下之中，参入温阳破结之品，以相鼓舞，如乌头、附子等。阳气一行，则阴凝之质当从二便以下，如大便出白液、小便如膏粉之类，腹满坚硬自能以渐消除矣。

第二十二篇　黄汗病解

黄汗之名两见于《金匮》，一在中风历节门中，一在水气门中。以其症状与中风门之历节及水气门之里水，有相似之处，故附见两病之末，以资参订，而免误识误治也。从其与水气、历节同异之点，细相参较，所获甚多。惟其文杂见各章，前后颠倒，致后人有历节、黄汗、水肿最不易辨之论。

今当先解黄汗本病之病因、治法，本证既详，则类证之异同可以迎刃而解。黄汗之要症：厥为汗，汗沾衣，色正黄如柏汁，故曰黄汗。若不汗出，或汗出而不黄，则不能谓之黄汗矣。其脉自沉或沉滞；其外症身热或不热，两胫自冷，四肢头面肿而冷，状如周痹。其内症胸满、口多涎、胸中窒或痛、不能食、暮躁不得眠。论其病因，则《金匮》以“汗出入水中浴，水从汗孔中入而得之”一语为总纲。论其治法，则《金匮》所出芪芍桂酒汤〔160〕、桂枝加黄芪汤〔247〕二方而已。虽方法简少，不易措手，然反复探索之，则其中精义，要亦不少，推而广之，无尽藏矣！汗出入水，水从汗孔入，不过言其病之来源耳，水郁皮肤，无所散越，因而发黄，理固然也。然“水病汗出乃愈”，经有明文，何以黄汗一证，汗出而黄不愈？水从毛孔中入者，当复从毛孔中出，此一定之理，何以黄汗一证不可发汗？水病小便自利者愈，黄汗亦有小便通利者，何以小便利而黄汗不止？由此观之，则知黄汗一病，病因虽为水入汗孔，水从外入，及其变化，乃有虚实之不同，决非如水病之发汗利水纯从实治者可比矣！

黄者，中土之色也。湿郁土菀则黄，如黄疸是；脾虚本脏之色外越，亦黄。黄汗之黄，盖虚黄耳。始由水入汗孔，伤其卫阳，由表入里，又伤其心阳。而其人之本体又属脾阳不足者，脾虚不能自蕴其华，心虚不能自藏其液，表阳虚不能敛其外泄之津，中阳虚不能化其外来之湿，而黄汗之病以成。水湿不化则外症为肿，内症为满，故黄汗之病四肢头面肿；水湿泛滥者亦可致肿，然肿先四肢，四肢属脾，脾阳不运明矣；肿而冷，卫阳不能固其外也；两胫尤冷，中阳不能达于下也；胸中窒满，胸中为阳位，浊邪内伤，中阳痞塞也；脾虚有寒，则口多涎；脾弱不运，则不能食；汗出过多，心液不足，则烦躁不眠，甚于暮者，日中至夜半为阴，阴病乘阴旺之时而剧也。总观各症，则知黄汗之病虚多实少，脾阳虚、卫阳虚、心阳虚、心液不敛，均为虚象。惟外来之水湿，由皮肤而入腠理，内侵胸膈者，为虚中之一实耳。

故其治法分为两层：其一，水湿之由汗孔入者，已复由发汗而出，汗出而黄不退，纯因脾虚土色外露，心不敛液，卫不固表，治当纯顾其虚，补脾固卫，通阳敛液为主，如芪芍桂酒之类。重用黄芪补卫气以固表，崇脾土以蕴华，佐桂枝以通阳，芍药以和阴，尤妙在苦酒（即醋）之酸，酸能敛液，收其耗散之津，敛其外露之华，而酒性温，又可助桂以通阳。若余湿未尽者，服之当心烦不止，以苦酒阻其余湿耳。可知此方盖为纯虚无实者设也。其二，卫阳、心阳已伤，外来之水湿由汗孔入者，停于肌腠，犹未清彻，纯用补敛，必致留邪为害，治宜益气通阳，解肌化湿为主，如桂枝加黄芪汤之类。用桂枝汤〔242〕和营以解肌，加黄芪以益气，啜热粥、温覆以助药力，而取微汗，俾余湿与汗俱去，汗去而阳不伤。黄汗证之腰以上汗出，腰以下无汗者，水湿停聚，卫阳不得通行，服之最宜，服后如虫行皮中，汗遍出而疾愈矣。此方盖为虚实夹杂者设也！《金匮》黄汗治法，唯用益卫和营，解肌通阳之方，不以发汗利水为能事也。

至其与里水之别：里水面目黄肿，黄汗亦黄肿，同也。惟黄汗有汗，汗出必黄；里水无汗，即便有汗，汗出亦不黄。黄汗之肿，时退时甚；里水之肿，肿无减时。此其不同也。（或谓里水二方越婢加术汤〔326〕、甘草麻黄汤〔87〕均用麻黄，属皮水实证，此不辨。）

黄汗与历节之别：历节发热，黄汗或不热；历节热于遍体，黄汗身热足冷；黄汗固有不热者，历节则总无不热；黄汗汗必黄，历节之汗或黄但亦有不黄者：历节之汗黄，系单独发于关节间，而黄汗之汗，则不独出于关节也。尤有进者，历节是湿热伤荣，流入关节，故历节疼痛不可屈伸，痛为要症，病在血也；黄汗是水湿伤气，内伤心脾之阳，故虽肿冷，却不疼痛，病在气也。虚实不同，气血异见，岂不昭然若揭乎！

第二十三篇 黄疸病解

疸有五，五疸之起，源于脾胃，故谷疸为五疸之主病。余尝从《金匮》细考之，撮其大要，疸之主因，不出四字。四字者何？脾寒胃热也。

《金匮》以趺阳脉紧而数为疸，乃借紧数二脉以形容脾寒胃热之状也。数为胃热，胃热则消谷善饥，紧为脾寒，脾寒则谷气不行，食入腹满。脾寒则生湿，脾寒下应则肾寒。肾阳不化，则关门不利、小便不通，不通则寒湿蓄聚。胃热不解，热气不消，热流膀胱，寒湿与热交蒸，身体尽黄，名曰谷疸。是谷疸之起，虽由于谷气不行，而脾寒生湿、胃热内蕴，实又为谷气不行之主因也。

既知谷疸起于脾寒胃热，更当分其寒热轻重。若食难用饱，饱则头眩发烦、小便难、腹满者，此湿热内阻，谷气不行，欲作谷疸之象。其脉迟者，虽见腹满，不可用下，纵下，腹满如故。以迟为脾寒之脉，脾寒重于胃热，故不宜用下。弦外之音，非温脾寒不可。《金匮》："黄疸病，茵陈五苓散[211]主之。"即是脾寒重于胃热、小便不通者之治也。此种黄疸，不可用凉药治热。《金匮》所云"黄疸病，小便色不变，欲自利，腹满而喘，不可除热，热除必哕。哕者，小半夏汤[42]主之。"即是脾寒重者之疸误治变证，小半夏温寒降逆，救其治误而成之哕，非谓小半夏汤即能治疸也。后人揣摩其意，名曰阴黄。以其黄色黯晦，乃脾寒湿重之徵，而立茵陈术附[215]、茵陈理中[216]二方以治之，颇能补《金匮》之不及，乃疸属脾寒湿重者之极则也。黄家所得，从乎湿热，湿蕴热蒸，郁而发黄，溢于皮肤，故一身尽黄，面目尤甚，若其人脉沉而数实，身热壮甚，沉实为热在里，当下之，则是胃热重于脾寒者，为阳黄。《金匮》茵陈蒿汤[213]治“谷疸之为病，寒热不食，食即头眩，心胸不安，久久发黄”者，用茵陈、栀子以彻热，大黄以泻实，即胃热重于脾寒之疸之治也。

胃热重者，因当以泻热为主，又当别其表里。茵陈蒿汤纯为清里之剂，于本证之身热，似少照应。但照其文意观之，久久发黄，发黄之时，身热或已退尽，故纯用清里。若身热未清者，便当观其轻重，以定治表治里之权衡。古方《千金》麻黄醇酒汤[305]，治表之方也。小柴胡汤[50]治“诸黄，腹痛而呕者”，原系疏木和中之法，亦可借用于黄病有表证者。若“黄疸腹满，小便不利而赤，自汗出，此为表和里实，当下之，宜大黄硝石汤[37]。”方用黄柏、栀子苦寒以化湿热，大黄、硝石凉下以荡积实，则为疸之胃热重者之极，以较茵陈蒿汤，则更进一步，此为表实里实者之治法。若表虚有汗者，又当变发汗而为益气解肌、和胃化湿；里虚无结者，又当变攻下而为利水通阳、淡渗湿热。《金匮》所谓“诸病黄家，但利其小便；假令脉浮，当以汗解之，宜桂枝加黄芪汤[247]主之”是也。以脾寒胃热为纲，以寒热多少、表虚表实为目，如指上观螺，病无遁影矣。

再论病本起于脾胃，而其皮肤黄者，此何以故？曰：黄者溢气也。虽其因各有不同，而其为溢气之滞则一也。饮食入胃，脾虚不能为胃消化水谷，水谷之停于胃者久，郁而为热，由脏腑外溢于皮肤而发黄，食气重则皮色黄多，水气重则皮色黑多，即上文所言谷疸寒重、热重者是。其脾本不虚，但因暴饥多饮，暴渴多饮，所受倍常，则脾不及消，留于胃而为热，亦即从肤理中溢出而为黄。若肺虚为风湿寒热所袭，则皮肤之理实而闭，闭则郁而发黄。故诸疸虽不必尽自饮食，而其为寒湿热诸气之滞在肤理则同矣。

再论方书所谓五疸，乃黄疸、黑疸、谷疸、酒疸、女劳疸是也。黄、黑以色分，谷、酒、女劳以病因分。疸病总因乃脾湿胃热，久罨发黄。热甚者黄色鲜明，为黄疸；湿甚者黄色黯晦，为黑疸；因酒湿而生者为酒疸；因食滞而生者为谷疸；因女劳而得者为女劳疸；其因劳伤而得者为劳疸；《病源》则以劳疸为劳黄，与十种黄并列，其女劳疸则次五疸之中，是劳疸属黄，女劳属疸，所属不同。《外台》、《集验》皆有疗劳疸方，用龙胆苦参丸[94]，与谷疸并列，是劳疸与谷疸同法。而《近效方》亦云，女劳疸疗法与黑疸同。照《金匮》治法言之，黑疸与女劳不必分；照《外台》、《集验》言之，劳疸与谷疸同一治，弥生藤葛。今以黑疸指阴黄，黄疸指阳黄，则治疗有别，分症明白，以定五疸之数。至于劳疸，当从《病源》名劳黄为正，以其黄乃属虚黄，与五疸之由湿热谷气者，根本不同也。

名称既定，乃论证治。黄疸、黑疸之属阳黄、阴黄者，上文已言之，谷疸治法即在其中。后人所制猪肚丸〔292〕、龙胆苦参丸、保和丸〔232〕以治谷疸，均有良效。酒疸见症，心中懊憹而热痛，不能食，时时欲吐。夫酒客不喜甘，甘胜则呕，湿热内蕴也。今嗜酒成疸，湿热之甚可知。治有吐下二法：脉浮欲吐者，吐之愈，书未出方；脉沉弦、心中懊憹而热痛者，可下，用栀子大黄汤〔208〕，栀、豉泄化郁热，枳、黄通利。若去枳、黄，则为栀子豉汤〔209〕，《伤寒论》治心中懊憹，并能作吐。今酒疸心中懊憹而热痛，泛泛欲吐，因其势而越之，当舍栀子豉汤莫属矣。后人用葛花解酲汤〔320〕，便无此深意。至酒疸变为黑疸，书谓由下之而来。酒疸本有下法，究竟不当下而下或当下而下，书未明言，今不可考。下之即误，何以必变为黑疸，亦无定论。惟其中所列症状有可得而论者，其症“目青面黑，心中如啖蒜虀状”，如啖蒜虀，乃心中嘈杂之象，即酒疸心中懊憹之互词。“大便正黑”乃宿瘀之的证。宿瘀内结不解，不能泽肉荣肌，故“皮肤爪之不仁”。疸症本面黄目黄，今由湿热而变为瘀血，故面目青黑，黑中带黄，所以知其始必非黑疸，乃由久久变化而成。此酒疸变化之黑疸，书中未出治法，照其症象而论，纯为宿瘀死血之证，盖湿热则黄，瘀凝则黑也。夫酒疸“下之，久久为黑疸”，女劳疸亦云“……因作黑疸”；酒疸大便正黑，女劳疸亦云大便必黑，是其致病之因虽不同，而其病成之症象则同，症同则治亦同，故酒疸之变黑疸者，当于女劳疸中求治法。女劳以去瘀为主，则黑疸亦当去瘀，惟去瘀之中微有不同。以女劳疸系湿热乘肾虚而下依胞室之瘀，酒疸变黑乃病在心胃。胃为多血之海，酒毒结成死血，热毒由胃上熏心包，故心中热痛懊侬，如啖蒜虀；由心下移小肠，故小便不利。治当清心泻小肠、和胃去瘀血，瘀结因同而上下不同，去瘀法同而上下不同，同中之异，亦当分别也。女劳腹胀如水，大便黑，时溏，膀胱急，小便自利。腹胀非水，乃血结也。膀胱虽急，有类蓄水，而小便自利。膀胱中实无瘀，瘀在胞室。胞室又名玉房，男子以藏精；亦称胞室，即血海，女子以系胞者。瘀凝精室，下迫膀胱，胞系了戾，故觉急耳。从大便黑知其有瘀，从膀胱急小便利，知其瘀在胞室而不在膀胱，辨证极微细有致。其病因亦由脾湿胃热、谷气不行而起，惟小便自利，湿热并不下流膀胱。适以女劳之后，胞室空虚，湿热乘虚下入，热挟精瘀而成疸证。病涉根本，较之酒疸变黑者，其轻重虚实不同矣。又黄家多日晡发热，日晡乃阳明之时也，黄疸证属湿上郁蒸，故疸热随之而发，此言其常也。

硝石矾石散[329]为女劳疸之去瘀专方。矾石去瘀涤垢，硝石软坚破结，二味均能坠胎。矾石治败血瘀凝、胞衣不下，尤有妙效。以此二味去胞室之瘀浊，最为适当。此病极重，本非寻常去瘀之品所能治也。《金匮》尚有猪膏发煎[293]一方，云能治诸黄，实则为血分疸病之方法。猪膏润燥，发灰去瘀，津枯血燥而黄色黯黑者，服之有效。女劳疸及酒疸变黑者均可用，皮肤爪之不仁尤为对症，此方借治干血劳亦灵效，诚善法也。如酒疸变黑、心中热痛者，以犀角加入去瘀剂中用之极灵验。犀角凉荣去瘀，大清热毒，酒毒冲心作热痛、入血凝瘀者，非此不效，较之葛花、枳椇之仅消酒积者远胜。若脉沉实、腑气不行者，当泻腑实、解热毒，大黄黄连泻心汤〔36〕加犀角最妙，亦仲景法也。酒疸变黑，瘀积肠胃心膈之中，或从下夺。若不用下夺之法，则质重沉降之去瘀药不宜多用，当以轻通心膈者为宜，如红花、蛤壳、丹皮、赤芍、归须、新绛之类。盖质重则过中及下，无益于上也。五疸病机证治概述如上。

劳黄一证，其黄系因劳倦伤脾，脾虚土色外露，身黄，目不黄，溲不黄，微热者，宜益气和中而敛虚色，黄汗虚证有芪芍桂酒汤〔160〕可以借用。《金匮》："男子黄，小便自利，当与虚劳小建中汤〔17〕。"亦是劳黄之治。小便自利，色不变，目睛不黄，内无湿热蕴结可知，是为劳黄辨证之要着。其黄色萎淡，患此者每多瘦怯不健，异功〔144〕久服，亦颇有效，惟决非短时间所能痊愈。更有伤食急黄，骤然而得，面黄身不黄，胸痞嗳腐作痛，此为食滞停聚胸膈，气郁不通所致，宜瓜蒂〔117〕、栀子豉吐之，食越气通则黄自退。闭汗急黄，为淋雨入水，复感风寒，水湿闭郁，汗孔不开，而骤然发黄。宜麻黄、浮萍、香薷之类，以开汗孔；苍术皮、防风、防己、羌活、独活、茯苓皮、姜皮之类，以祛风行皮，而化水湿，其愈亦速。余若伤寒兼证、变证，湿温、暑湿变证，均有发黄之可能，其治法亦不出发汗利小便、苦温化湿、苦寒泄热数法，各从其主症而治之，不在杂病黄疸之例，不赘。

第二十四篇　血　证　解〔注〕

血证代有专论，书多辞繁，上下内外，症见纷杂，欲加整理，从何说起？夫杂病不离《金匮》，仍当从《金匮》着手。《金匮》论血证，分吐血、衄血、下血、瘀血、亡血五法。今先从五者研求，其不足者，则采诸家以补之。

衄者从鼻、耳、舌、齿、目、肌等出；吐者从口出；下者从二便出；瘀者蓄于中；亡者失于外也。血证虽多，其大要不出此。

衄分四季，从春至夏属太阳，从秋至冬属阳明。少阳之脉不至鼻，故不主衄。衄从鼻，出清道也，属阳；吐从口，出浊窍也，属阴。从阴经并冲任而出者为吐血，从阳经并督脉而出者为衄血，故衄病皆从阳经。春夏气浮属太阳，秋冬气沉属阳明，此《金匮》论衄之大要也。或谓衄亦有从阴出者，肺热逼血上行，从鼻而出，鼻为肺窍，肺非阴经乎？即从《金匮》本文证之："尺脉浮，目睛晕黄，衄未止。晕黄去，目睛慧了，知衄今止。"尺脉属肾，目睛属肝，非阴分乎？其实《金匮》言衄属阳经者，是言衄血所出之路，非谓衄血之因尽属阳经也。衄之从阳出者，亦由阴火所逼而来。

大抵衄血属鼻出者，当分标本。伤寒表邪不解，邪郁于经，不得外达，郁热逼血，循经而上，由鼻窍而出，热随血去，衄则病解。伤寒麻黄汤[299]证，有从衄解者，即是表郁之衄。既衄之后，邪去阴伤，不可复发其汗。故《金匮》谓衄家不可汗，汗则重竭其气阴，而为额上陷、目直视、不得眠诸坏症矣。邪郁阳经，均有致衄之可能，衄乃邪有出路，原非逆证，故衄又名红汗。若邪入三阴，入府入里，邪热内陷，欲求其衄，亦不可得。故《金匮》以衄属太阳、阳明经者，谓标证之衄，即邪郁阳经之衄耳。若本证之衄，亦有二：一为肺胃阴伤，胃热移肺，鼻为肺窍，阳明之脉挟鼻，热逼血溢，衄从清道，宜大清肺胃，如生地白虎汤[107]、犀角地黄汤[339]、清胃汤[307]之类是；一为肝肾阴虚，肾有游火，肝有蓄热，肝肾火冲，逼血妄行，由督脉贯顶下鼻，衄从鼻出，宜补肾凉肝、引火下行，如六味地黄丸[79]、知柏八味丸[188]之类是。其纯属阴火游行、逼血上出者，衄出必冷，兼有下元虚冷之象，宜温经引火、导血下行，如七味都气丸[6]加童便之类，切戒苦寒之剂。昔高士宗谓：衄有轻重，血热者轻，属阳明络脉之血；血冷者重，属阳明经脉之血。其言半是半非，以血之冷热分轻重则是，以血之冷热分阳明经、络则非。此专论鼻衄之证治也。其急者，若鼻衄血出不止，当先予血余散[141]之类吹入鼻中，以止出血，然后再以证论其治也。

若血从耳出者，为耳衄。验之于脉，两关弦数者，为肝胆火升，柴胡清肝饮[261]、龙胆泻肝汤[95]主之；两尺虚数者，为肾虚火浮，七味都气丸主之。

血从毛孔中出者为肌衄。乃卫气大虚，血乘阳分，宜补卫气为主，和荣佐之，如当归六黄汤〔129〕、黄芪六一散〔283〕之类。若肺弱甚者，保元汤〔231〕主之。二证之外治，均以龙骨粉、炒蒲黄、百草霜掺之，出血即止，效甚速也。

舌上有针孔出血者曰舌衄。心包火炎，实者导赤散〔146〕，虚者生脉散〔108〕，外以柳花散〔210〕、止血丹〔65〕掺之。若血出如泉不止者，急以大剂六味作汤，冷服送上瑶桂一钱，外以姜炭、桂末、黄柏、槐花之类为细末涂血出处，为危候也。

血从齿出者为齿衄。当问其痛否，痛属胃热，治以清胃散〔307〕；不痛属虚，用玉女煎〔82〕。

眼出血者为眼衄。初起为心肝火盛，宜泻肝清心；久则为肝肾阴虚，治用杞菊地黄〔152〕、知柏八味之类。

又有血箭者，偶伤肌肤，适逢脉管，血出如箭驶，势不可遏，血尽即死。急以止血丹合龙骨粉掺其患处，素帛坚束，时以冰水浇之，血凝乃止。急救之法，不可不知。此诸窍衄血之治法也。

诸窍之外，尚有胸前一孔出血水与脐眼中出血水之证，虽属罕见，亦当知治。胸前出者名心漏，脐中出者曰腑溢。心漏属坎阳不藏，上游离位。宜温肾脏以引火下行，八味肾气丸〔8〕加青盐。或以鹿角、附子温肾，青盐引火下潜，三味为丸亦可。腑溢属脾湿上盛，胃火下流，宜苍术地榆汤〔159〕；亦有阴虚逼血妄行者，以荆芩四物汤〔212〕加藕汁、茅根之类。衄血各症，大致如上。至于病情千变万化，固难以一二语定之，又当在医者之权衡矣。

今更言吐血：《金匮》论吐血只五条，在此寥寥文字之中，欲求真谛，实觉难以详备。余以大意分析，则证有轻重，治分虚实，当举一反三以求之。本文曰："烦咳者，必吐血。"烦为内热，咳为气冲，内热气冲，可致吐血。"夫吐血，咳逆上气，其脉数而有热，不得卧者，死。"则与前文相应，烦咳之症，见于未吐之前，知其必致吐血，然犹未能断其必为死证也。若咳逆上气，见于吐血之后，明是血去阴伤，阴伤及气，气不归根，冲逆于上，血为气之依附，气为血之先导，气既逆矣，血又安能不逆？既去之血，已无完璧之时，存余之血，又复竭泽而出，脉数不平，气热未清，孤阳外浮，则为身热；阴血内亏，心无所养，心肾不交，则不得卧。血脱及气，阴损及阳，阴竭于内，阳亡于外，其危可待！故知咳嗽吐血为重证，重证之中，又以先咳嗽后吐血者为轻，先吐血后咳嗽者为重也。既言咳嗽吐血为重，又当知所云咳嗽吐血者，乃专指肾虚本亏，冲气上气之咳嗽。或非由冲气，则亦非尽为重证。如本文所云："夫酒客咳者，必致吐血，此因极饮过度所致也。"此条即言咳嗽吐血之轻证，以其非本源之疾也。极饮过度，酒积湿热郁结于中，湿热伤肺则咳，逼血妄行则吐血。是咳由于酒热，血亦由于酒热，二病一源，但去其酒积湿热，则咳血皆愈，较之前证，轻重悬殊矣。此《金匮》言吐血轻重二因也。一为本证，重而难治，一切内伤根本之血，可以类推；一为标证，轻而易痊，一切湿热风燥之血，亦可循求。既辨轻重之因，再言虚实之治，本文谓："心气不足，吐血、衄血，泻心汤[193]

主之。”此吐血实证之治也。或谓本方治有余，泻其有余即所以补不足也。古人文字，只能观其大意，不能过求其解，又当以方证论，不当以论定方。若以本方主治心气不足之病，其不偾者几希！实则此方用芩、连苦寒泻热，大黄荡实，泻其胃热，降其心火，则吐血自除，此釜底抽薪之妙法。盖血以上行为逆、下行为顺，凡诸吐血初起，体实者均可用此法也。本文又云：“吐血不止者，柏叶汤[207]主之。”汤中柏叶清肝凉血，干姜温引归经，马通佐柏叶以引火下行，艾绒佐干姜以导血归脏。虽只四味，而配伍整然，妙有至理，用之得宜，效如桴鼓，盖脏病吐血之要方也。肝藏血，脾统血，肝脾藏统失司，则血上溢。治肝宜凉，治脾宜温；血得凉则止，得温则行。纯用凉血，则血瘀而不行；纯用温血，则血热而妄动。今以柏叶凉血，马通泻火，治肝热之有余；用干姜温中，艾叶煖下，治脾寒之不足。凉不凝瘀，温不动血，为脾寒肝热吐血之正治。方中姜、艾，均当炒黑，取其引血归经也。马通难觅，以童便代之。凡吐血证血出甚多，面色痿黄，舌淡少华，脉虚数、按不鼓指者，以此投之极效。如颧红面赤，脉数带弦，舌绛唇红，血色鲜赤者，为肝火有余，血热上逆，纯属肝热之征，方中姜、艾不可轻用，此吐血虚症之治法也。《金匮》论吐血之治法，先分轻重，再别虚实，吐血之治，十得七八矣。

后贤辈出，论治则首推缪氏吐血三法。所谓三法：即“宜行血不宜止血，宜补肝不宜伐肝，宜降气不宜降火”也。行血则血循经络，不止自止；止血则必用寒凉，血得寒凉则为瘀蓄矣。肝主藏血而为五脏之首，吐血为肝虚不藏，再用伐肝，戕其生生之气，肝愈虚，血愈不藏。若养其肝体，以柔肝用，气平而血有所归，自无横溢之患矣。气有余便是火，气降则火自降，火降则血自止。若直降其火，必用苦寒，苦寒伤脾，必致作泻，苦寒凝血，必致瘀停，而为不治之证矣。此三法也，理正辞严，可为准则。而降气行瘀、气为血帅一法，尤为学者所称道。论方则首推葛氏《神书》十法，其花蕊石散〔154〕、十灰丸〔4〕二方，尤为吐血初起有瘀者用之有效之法，以渐而施，自能臻于还元之日。至若后先之治，各执一辞。有谓当先去瘀者，古谚云：“暴吐血以去瘀为主，久吐血以养阴为主”，诚为不二法门。惟去瘀之治，亦有等差，初起吐血，胸胁牵引作痛，血不多而色瘀晦紫黑者，必先去瘀，离经之血，断难复归经络，不去其瘀，必致遗邪为患。若初起吐血如涌，血色鲜明，成盆成盏，血出既多，何瘀之有？犹守去瘀之成法，瘀未及尽而气已脱矣。更有久吐之后，肝肾暗伤，心胞藏血外溢，色亦紫晦成块，急当滋补。此证外脱极易，最宜小心，经验之谈，慎毋轻忽，若再用祛瘀之法，益速其脱耳。大概验血常法，血色鲜红者，初起宜凉肝清血，长久者宜养阴凉营。兼见唇红颧红、舌绛、脉弦数或细数，均为阴虚火旺之征，一切温化降气燥剂，都不可用。血色瘀暗者，初起多属宿瘀，必兼内痛，宜降气行瘀；长久者多属脾虚不统、血不归经，必兼面色痿黄、唇口皖白，舌淡脉虚之象，宜柏叶汤温之，虚甚者可加参、芪。血色淡而不鲜者，无论新久，都是血虚气弱，宜益气养荣；若兼见肢冷气喘、自汗脉微，更宜大剂补气。此证血出必多，血后必有头晕眼黑、耳鸣心慌、疲软欲仆之象，独参汤[235]为要药；虚阳欲脱者，即附子亦可加入。血脱益气，故参、附、龙、牡，回阳潜阳，为大吐血必用之剂也。治病不离阴阳，吐血之证亦然，阴虚者必火旺，阳虚者必气衰，从此消息，必无错误。古法有以血之浮沉分证者：浮属心肺，沉属肝肾，半浮半沉，则属脾土。有以血状分轻重者：大呕出血块者，属胆胃火冲；津唾带血丝者，属脾虚不统；咳痰带血丝者，属肺虚燥热；咳痰带血星者，属肾虚虚劳。不嗽而喉中咯出小血块或痰中血点两三口即止者，为肾虚劳瘵重证，瘦人多火，犯此最险。凡诸种种，均为古人经验之谈，然亦有验有不验，不能执着而论。惟当察其大体，辨其虚实，以定治法，不必以五脏一一分清界限也。

再论暴吐大吐之时，急救之法，亦不可不知。若血不停止，纵有治本良方，亦属缓不济急。验方止暴吐血不止者甚多，内服如京墨汁合藕汁冲服，百草霜合童便冲服。外治如附子饼贴涌泉穴，酽醋炖温浸足诸法，均有益无损。参三七止血，屡试屡验，法以藕汁一杯炖温，以参三七五六分研末冲入，服之即止。如无藕汁，则童便、蚕豆花露均可代之。血止之后，再察病情，以为根本之治。若血不止而见脱象，上述各法，均不适用，惟有独参、童便、附子、青盐一法，以为万一之治耳。

今且更言下血：《金匮》下血，分远近二证，既简且当，最可取法。其曰："下血，先便后血，此远血也，黄土汤[277]主之"者，乃远血之证治。所谓远近，乃指血出之处，可以之辨虚实。先便后血，可知出血不在肠中，乃由脾虚不统、血渗大肠，其来由脏，其道远，故谓远血，乃藏病之虚证也。"下血，先血后便，此近血也，赤小豆当归散[158]主之"，此近血之证治。先血后便，可知藏本无病，血出仅由肠中近魄门之处，故未便先血，血在粪前，其路近，故曰近血，此府病之实证也。先血先便，道远道近，藏府虚实，辨在其中矣。黄土汤治远血，附子、白术、灶心黄土温脾燥土，熟地、阿胶、黄芩、甘草育阴凉肝。肝虚有热，则血不藏；脾虚有寒，则血不统。温脾清肝，藏统有权，则不止血而血自止。此方选药极精，盖一极验之经方也。近血用赤小豆当归散，方仅赤小豆、当归二味，本治狐惑脓成之方，赤小豆化湿热以解毒，当归和荣血以排脓也。近血在肠而用赤小豆当归散，以方合病，必是肠中有痈脓之疾，故以排脓去瘀、清化湿热之品治之，如近代所谓痔疮漏血、藏毒便血，肠痈下血之类是，虽未明言，其意自见。若以此方治一切血出粪前一证、无脓非湿热者，岂能有效！后人以其不效而疑之，遂少取用，实则用之不当耳。然即属湿热酿脓者用之，成验亦少，较之黄土汤不可同日语。可见同属仲景之方，亦有有效无效之别，惟凭学者体会，癖经方者闻之，其不爽然若失乎！此《金匮》论下血远近之治也。远血固以黄土汤为极则，倘属轻证，亦有用柏叶汤则愈者。或以柏叶汤合桃花汤[257]治远血更佳，其功用不在黄土汤下，亦温脾清肝之治。更用"涩以固脱"一法，是进一层矣。便血虚而脱者，石脂、余粮、粟壳、乌梅之类涩之，涩之不止，再以补中益气汤[172]升之；合归脾汤[96]补之，则更进一层矣。总以温脾清肝、引血归经为正法，不应，合以固涩，再则佐以升补，抽丝剥茧，以次而进，法愈多则治不穷，宛转赴之，必有一合者矣。更有半虚半实之证，血在粪后，色瘀暗，血甚多，缠绵日久，已见虚象。惟舌苔厚白而腻，胸闷不舒，不渴不饮，脉来濡缓。此湿浊有余，阴血不足，脾阳肾阴两伤，阳虚不运则湿聚，阴虚火旺而血溢。若即用腻补，必增其满闷；若纯取温燥，又伤其阴液。古方黑地黄丸[331]苍术、熟地同用，苍术燥脾湿，治其有余，熟地补肾阴，滋其不足。既治其湿，又治其血，下血虚而夹湿者，以此法进退，亦系别出心裁之治。时方苍术地榆汤即从此出，方用地榆凉血，苍术燥湿，亦属寒热并治，惟只能治湿热交错，而不及虚实夹杂，较之前方有逊色矣。

又有一种肠风之证，血出如溅如箭，色泽鲜明，乃属风热逼血下注，宜荆芩四物汤合槐花散[341]治之。荆、芩炒黑，能祛血分之风，合以四物养血，槐花凉血，三面俱到。肝藏血，血热则生风；风属肝，肝热则生风，白头翁汤[110]清血凉肝，可熄肠风，亦属肠风要药。古法有用三奇散[19]治肠风而见便血不爽、里急后重似痢之证者，初起忌用，久延可服。方用黄芪益气，炒黑防风清血疏风，蜜炙枳壳通气行滞，虚实并治，体虚邪实者用之有效，若以统治一切肠风之证，则谬矣。

若小便出血而痛者，为血淋，治详淋浊门中。不痛者为尿血，小蓟饮子[54]为专方。心与小肠为表里，尿血初起，宜清小肠之热，用导赤散。久病则当补心阴之虚，治以清心莲子饮[306]、黄连阿胶汤[281]血热甚者，犀角地黄汤亦可选用。若血出不痛，色淡不红，小便淋沥不能约束者，为肾气大虚，八味丸主之，苁蓉、鹿角、龟板之属均可审证加入。

次当转言蓄血。《金匮》论蓄血之证甚多，择要言之：为“胸满”、“腹不满，其人言我满”、“唇痿舌青”、“口燥，但欲漱水不欲咽”，病有热象，脉反无热，大便黑，小便清白。以上均为蓄血要症。蓄者去之，故去瘀为蓄血主法。《金匮》本文虽未出方，如桃仁承气汤[256]、代抵当汤[105]、抵当汤（丸）[184]、大黄䗪虫丸[38]等去瘀之方，散见各书者甚多，均可取用。惟蓄血在上在下，治略有分。在上宜化，在下宜通，在上宜取质轻气浮之品，在下当用质重气沉之药，微有不同耳。蓄血与亡血之症治，适为相反：蓄血为瘀积于内，宜去其有余；亡血乃血出于外，宜补其不足。蓄血只有去瘀一法；亡血用补，而有补气补血以及轻重之不同。书谓面色白者亡血，乃血不荣肌之象。然亡血之人，不独血虚，血去则气无所附，气亦虚矣。故面色白而带㿠，㿠则气不充肌之象也。单从其色立论，面色、唇口㿠白者，必在大吐血、大下血诸失血症或女子产崩之后，虽所出不同，其亡血则一也。《金匮》言亡血之脉为革，革不易明，故以弦、大、减、芤诸脉说明之。其文曰：“寸口脉弦而大，弦则为减，大则为芤，减则为寒，芤则为虚，寒虚相搏，此名曰革，妇人则半产漏下，男子则亡血。”此段主义，以亡血之脉当革，弦、大、减、芤皆形容其革象也。《金匮》论脉之文，最易误会，所用文字，最宜活看。如本文“则为”二字，更不能依字直释。若照本义，大即是芤，犹有虚大可解，弦即是减，安有此理！修园《浅注》谓：“轻按弦而重按大。”大脉本含轻大重虚之状，重按岂能尚大？重按既大，岂能为革？又岂能主亡血耶？余以意演之，盖谓亡血之脉必革。革脉之状，轻手按之，如弦若大，略加重按，则弦者减矣，大者芤矣。减为不足，芤为中空；减则为气衰，芤则为血少。见此脉，则知其为亡血之革脉。其所以必见假弦假大者，亦有深意，若轻按重按，均形不足，虽亦属亡血虚象，症脉相同，犹非危候。惟内实不足，外反有余，真虚假实，假象外露，则阴阳有脱离之险。故亡血以革脉为最重，亦即《金匮》以革脉主亡血之深意也。因其重要，故不辞缅缕，以补旧说之不足。至若亡血之治，本有二法，一则专补其血，一则兼补其气，更有用及回阳者，则变法矣。血去阴伤，血虚生热，阴液不足，肝火升腾，而见颧红面赤、咽痛喉痒、心烦头晕、脉细而数、舌光红绛者，专宜滋育阴血，壮水之主，以制阳光。一切补气助火、温阳助热之品，均不可用，此一法也。血去阴伤，阴损及阳，血虚及气，血亡于内，气脱于外，而见四肢清冷、头面戴阳、自汗淋漓、脉大而虚、舌苔薄滑或面色萎黄、唇口晄白者，则宜重用补气、少佐育阴。以阳生则阴长，阴不易长，阳当急固，则血脱益气也。参、芪为要药，古方若当归补血汤〔124〕、圣愈汤〔124〕、独参汤之类均是，此二法也。若脱证甚急，可以暂加桂、附回阳之品，惟非常法耳。《金匮》谓“亡血不可发其表，汗出即寒栗而振。”即是阴损及阳之候，津血、气阳两失，故见斯象。亦当参，芪为先，桂、附居后，不可一意回阳，盖阴亡则阳无所附，仍是危候也。

［注］《金匮要略·惊悸吐衄下血胸满瘀血病脉证治》所论，有吐血、衄血、下血、瘀血、亡血等证，本篇兼及血箭，心漏、腑溢、尿血等之证治，论述范围较广，故以血证解为篇名。

第二十五篇　呕吐哕病解

《金匮》合呕吐哕为一门，取同类也。呕者有声有物，吐者有物无声，哕者有声无物。呕者呕水液，吐者吐食物，哕者哕逆气也。症虽不同，其上出也则一，但三证每多混见，有时不能强为分别。若胃反则呕吐哕之重证，故亦列其中也。

且先言胃反。胃反者，即反胃也，朝食暮吐，暮食朝吐，宿谷不化也。昔贤云："食入则吐，责之有火。朝食暮吐，责其无火。"以肾阳不足，釜底无薪，不能熟腐水谷，故朝食暮吐，宿谷不化。以此而言，当以温肾益火之剂治胃反矣。其理固通，可为法则，惟阳虚究系胃反病因之一耳，非胃反之证皆必如是也。《金匮》之论胃反也有二：其一，"寒在于上，医反下之，令脉反弦"（按：令字诸本大都作"今"，陆渊雷作"令"），脉弦者，虚也。"胃气无余，朝食暮吐，变为胃反。"此言土败木贼之胃反也。木有寒邪，阳不足也，而反下之，重虚其阳，脾胃阳虚，肝木来侮，《脉经》谓"脉单弦者无胃"，今胃气无余，则其弦也必为单弦无胃之虚脉，决非"单弦饮"，"双弦寒"之弦脉，故曰反弦为虚，是胃气虚而木邪克土也。以脉症言，当用扶中土以温中阳，抑木邪而和胃气之剂治之矣。其二曰，"趺阳脉浮而涩，浮则为虚，涩则伤脾，脾伤则不磨，朝食暮吐，暮食朝吐，宿谷不化，名曰胃反，脉紧而涩，其病难治。”此言脾胃两病之胃反也。脾为阴土，胃为阳土，胃主纳食，脾主消磨，脾虚则不磨，胃虚则不纳，不磨不纳，则为胃反。胃反之证，大便每多干燥，粪如羊屎者，脾阴不足，“脾为约”也。“脉涩为脾约”，《伤寒论》亦已言之。脾阴虚津液不足，不能滋润大肠而下结，下结则下不通而反上逆为胃反，书所谓“幽门不通，上冲吸门”者是，此乃脾阴不足之胃反也。治以生津增液，润燥通幽之法可矣。若脉涩而紧，紧则为寒，寒伤胃阳，阳弱不运；涩主脾阴伤，阴竭不濡，脾阴虚而胃阳亦虚，宿谷不化，反从上逆，滋阴则碍阳，温阳则碍阴，为难治矣。此脾阴胃阳两伤之胃反也。是则胃反一证，可得三法：命火衰微，釜底无薪，一也；胃气无余，木来克土，二也；脾阴竭不能转输，胃阳伤不能生化，三也。益火生土，崇土抑木，调和阴阳，择其三者而施之，必有一合者矣。

更有进乎此者，气阴大伤，胃火下降，津液枯槁，上下无以濡润，大便结如棋子，食不得入，入则呕吐，但能饮水，不能下食，病虽反胃，已近于噎膈。《金匮》治以大半夏汤〔26〕。方用人参生津养气阴，半夏降逆气，白蜜润枯燥，方具三法。近人以半夏性燥，每多忌用，殊不知半夏得参蜜，则不燥而专行降逆之功，仲景麦门冬汤〔151〕亦用之，不碍生津之力也。凡药有利必有弊，因其利而制其弊，方为能手。若专用和平之品，药性平者无大功，以之调养则可，以之治病则不可。徒知禁忌，不知调制，失此良药矣。若食已即吐，是阳明积热上冲，宜大黄甘草汤[34]以泻其热，热去则冲止吐已，即前贤所谓“食入即吐，责之有火”者是也。《金匮》之言胃反吐食者止此。

以下则言呕吐哕：此三证可合可分，大要分之，则有呕吐、呃逆二种。呕者呕水液也（脓血，酸苦水，痰水皆属之，而以痰水为多见）。故痰饮为呕吐之大源，虽有他因，终不离是，惟干呕则否耳。痰饮之源因于渴，渴则饮水，水饮停聚则呕，故曰：“先渴却呕者，为水停心下，此属饮家。”若呕后而渴，是水去津伤，少少以水润之则已，所谓“呕吐后思水者解，急与之”是也。若呕后不渴，是心下饮邪尚未清彻，仍当去饮为主，小半夏汤[42]、小半夏加茯苓汤[43]，呕后不渴仍作呕者之治也。若猪苓散[290]未呕先渴，渴欲饮水，防其作呕之治也。茯苓泽泻汤[220]，呕而渴欲饮水，防其作呕之治也。“胸中似喘不喘，似呕不呕，似哕不哕，彻心中愦愦然无奈者，生姜半夏汤主之。”即小半夏汤中生姜加重耳，仍为治痰饮之法。其重生姜者，一取其辛开散水邪，一取其去秽恶通神明也，各方虽有不同，其去饮邪则一，故吾谓痰饮为呕吐之大源也。

若干呕、吐涎沫，则又不同，其症有二，干呕者胃气逆也；吐涎沫者口多涎，胃有寒也。“呕逆，吐涎沫者，半夏干姜散[119]主之。”干姜温胃去寒，半夏和胃降逆也。见头痛者肝病也，厥阴之经，上额会巅，厥阴受寒，则头痛呕吐涎沫，本属胃寒，更加头痛，则兼肝寒。治以吴茱萸汤[166]。参、枣、生姜温胃散寒，重用吴茱萸温肝，以驱阴邪也。是干呕吐涎沫者有二治：不头痛者，单用温胃，半夏干姜散；有头痛者，兼用温肝，吴茱萸汤，二方虽有不同，其温寒则一也。

再论呕吐一证，既云以痰饮为大源，然亦有寒热之辨，热者宜佐苦寒以降火，寒者宜佐辛温以煖中。《金匮》以四逆汤〔101〕治脉弱肢厥之呕，寒之极也。以大黄甘草汤，治食入则出之吐，热之甚也。更有上寒下热，下寒上热，寒热夹杂者，尤为难治。如“呕而肠鸣，心下痞者，半夏泻心汤〔121〕主之”。湿热结于心下，故痞而呕；肠鸣者脾胃虚寒也。方用半夏、黄芩、黄连苦辛开泄，清热降逆以治上；人参、干姜、甘草，补虚温脾以治下，则膈热脾寒之治也。“干呕而利者，黄芩加半夏生姜汤〔120〕主之。”利为热利，故治以黄芩汤〔279〕，芩、芍苦寒，坚肠泻热也。原本热利，而兼见胃寒之呕恶，则知上寒下热，故加生姜以散寒，半夏以降逆，此即胃寒肠热之治也。方书之论病也，每多偏重本门，独详于一病之证治，及乎临证，则夹杂兼见者，十居七八，求之成法，漫无标准，平时极清晰，临证反觉茫然者，皆不熟于夹杂兼见之故，学者当于此等处注意之也。

呃逆者即俗称之打呃忒也。为逆气上冲之候，有虚实轻重之分。虚者冲气上逆，起于病重，其声低而间断，久病见此，十九不治，药宜摄纳。实者其声重而连续，由肺胃之气不降而来，轻者取嚏以通肺气，其呃立止，重者必须药治，当分寒热二种：寒者，苔白不渴，泛吐清水，阴凝浊逆，宜温胃散寒，旋复代赭汤〔294〕、二陈汤〔3〕、丁香、豆蔻、吴萸、生姜之类；热者苔黄舌绛、口渴引饮，脉实便坚，胃火上冲，宜白虎汤[112]、竹叶石膏汤[135]、三黄石膏汤[22]之类，以泄火通闭。夹肝火者，口苦胁痛呕酸，佐以越桃散[324]、平胃散[81]以消积；寒热夹杂者，丁香、柿蒂、生姜、半夏、黄连、黄芩之类，以苦泻辛开。辨证既明，施治亦易。《金匮》治呃逆，只出二方：一橘皮汤[352]，橘皮和胃降逆，生姜散寒温开，胃寒呃逆之治也。一橘皮竹茹汤[353]，即橘皮汤之外，复入竹茹之寒以清热，人参、甘、枣之甘温以和中补虚，为胃虚寒热夹杂呃逆者之治也。方虽不多，倘证见有合，亦多奇效。至于求全之治，则当考之后贤矣。

附：噎膈篇

噎膈、反胃，昔人通谓之膈。分言之，则反胃乃食入反出，完谷不化，噎膈乃咽中阻塞，水饮可通，食物难下。一则入而复出；一食不得入，固不同也。

噎膈有五，忧、劳、思、食、气是也。实际亦不必拘泥，惟噎膈之起，终不外乎有所怫郁，七情不遂而生。故膈证最难治，盖药石能治七情所生病，而不能治七情也。其病之成，不出胃液枯槁，胃管缩小一理，故用药多取生津养液之品，以滋燥通幽。如五汁饮[60]为其最著者，然服之每少效验，其故何哉？盖未之深思也。《内经》云：“三阳结谓之膈。”膈证最要在“结”字，膈证之起，不外忧思恚怒。忧思伤脾，恚怒伤肝，脾气结而不行，肝气结而不疏。脾气结则津不输而成痰，肝气结则气不达而化火，气为血帅，气结不行，则血随气结而成瘀。故灵胎徐氏谓噎膈一证，多属湿痰死血，阻塞胃口，阳结于上，阴涸于下，若徒滋枯燥，不舒结气，病何能愈？故治膈病以开结为第一法也。开结之法，亦有分等，如津枯而气结者，宜四七汤[97]、四磨饮[103]、启膈散[175]之类，以行气结。惟行气药多燥，不宜于液亏之体，或以行气药磨冲，以滋润药煎服，各行其是而不相碍，尤为稳妥可法。若津枯气结成痰者，又当进一步作治。夫中气顺行，则能为津液输布五脏，灌溉六腑；气结下行，则津液酿痰。津枯痰结，宜行气豁痰而滋枯燥，如大半夏汤[26]、荜茇牛乳饮、沉香牛乳饮之法，是一面滋燥润枯，一面豁痰通气，结开则气行津通，不治燥而燥自滋。细思人身以津液为至室，倘至干枯，岂能生存。噎膈病缠绵年月者甚多，非一起即死之候，既属津枯，岂能如是之久，可知枯者自枯，生者自生，非真枯槁，不过津蓄于上而酿痰，以致液竭于下而燥结，能使其上下通和，则燥润咸宜矣。若徒知滋润，不知开结，只增上蓄，无益下枯也。古方大队生津润燥之中，必兼一二辛温之品，如半夏、荜茇、砂仁、沉香之类，即宗此意，大可取法。今人每嫌其夹杂不纯而去之，噎膈遂无正治，惜哉。气为血之先导，血为气之依附，气行血流，气止血滞，气既结矣，血亦必结，气结成痰，血结成瘀，亦属一定不移之理。噎膈而至面青、目四眦黑，胸脘痛，大便黑，得热则呃，便是津枯血结血膈之象，治当去瘀破结为主，而以滋润药佐之，如红花蛤壳汤、韭汁牛乳饮，苇茎汤、陆氏瓜蒌散之类，均是血膈要方，而韭汁、童便、鸭血、靛花尤为主药。血膈有轻重二证：一由宿瘀伤积而起者，属外因为轻，瘀去则愈；一由气凝血结而成者，属内因，为重而难痊也。又有临食骤惊，食呛气管者，或发丝无意入腹者，药力不及，倍形棘手，验方有以旧油木梳入药者，云治此症，亦会意之治，聊备一格，不能必其有效也。

第二十六篇　痢疾病解[注]

痢疾古称滞下，即《内经》之肠澼是也。后世通称痢疾，其病常见者有赤、白两种。或谓赤者热、白者寒，未免拘泥。有非之者，又谓无论赤白，均属热证，亦属矫枉过正之谈。实则痢疾属热者固多，然不得谓无一寒证也。且寒热夹杂者尤为多见，故偏寒偏热，均非确论。惟以白者属湿、赤者属热，白者属病在气分、赤者属病在血分，为的当之论耳。然后当观其赤白多少。赤者属热，宜治以凉营行瘀；鲜赤者热重，凉营为主，白头翁〔110〕、黄连解毒〔282〕之类。晦赤者有二：其一属寒宜温，桃花汤〔257〕、真人养脏〔258〕等；其二属瘀宜去，桃仁承气〔256〕或加归尾、赤芍、楂炭、枳炭之类。大概初起者瘀积为多，久病者虚寒为甚耳。白者湿重，化湿为主。湿热者口苦苔黄、溲赤而短、肛门烙热，宜苦温苦寒合化，苦温化湿、苦寒清热；热重者纯用苦寒，苦能燥湿，寒能清热，如小陷胸〔51〕、泻心〔193〕、芩芍〔155〕、香连〔227〕之类；寒湿者舌白口淡、形寒溲清、肛门时出冷气，脉迟、宜温寒化湿，如藿香正气〔357〕、香砂枳术〔230〕、理中〔274〕、温脾〔335〕、缩脾〔349〕之类。若以白者全属寒积，固为一孔之见，或竟谓全属暑热，若用温药，百不一生，亦属太过。持平之论，其在斯乎。以上皆治痢下赤白之常法也。

痢必腹痛，痛有先后，先痢而痛者属实，痢后而痛者属虚。痢证初起，必先痛后痢，痛随痢减，此痛属宿滞，当与消导，轻者楂、曲，重者硝、黄，随其实而攻之，积去则痛自止。书所谓下痢腹痛、责之积重者，盖为先痢之痛而言也。若久痢之后虚痛，不在此例。

痢必后重，后重者肛门气坠、临圊内急，欲便而不得也。初起属实，久病属虚。痢证初起，必兼后重，以湿热阻于肠胃，逼气下注，大肠气不得通，则为后重。后重以理气行气为主，轻者枳壳、桔梗、香附、橘皮之类；重则厚朴、槟榔等品。书所谓气行则坠胀自愈、气调则后重自除也。

再论痢证初起，每见发热，《经》谓“肠澼身热者死”，医者见痢证发热，每加危语，实则初起常有之象，不足忧也，惟久痢忽热为可虑耳。痢之起因，虽非外感，及其发也，多有外感之邪以引动之，故每见寒热。宜疏邪与治痢并用，若外邪重者，竟可全用解表之法，表解而里自和也，以荆防败毒散〔211〕为最妙。寒热一日不解，解表之药一日不除。若在表失表，表邪内陷，或纯用清导。引邪入里，病必加重。喻嘉言有逆流挽舟之法，使其从表入者，仍从表出，是为不二法门。惟挽亦有法，体实者可仍用表散，引邪外出，体虚必兼扶正，而助以达邪，然亦惟身热未净者宜之。若邪尽入里，表证全无者，仍用逆挽，道远根深，挽于何及，徒虚其表，速其危耳，是以不可不审也。

痢证初起，每见呕恶不食，此即所谓噤口痢也。前贤云“痢噤口者不治”，故医见痢证呕恶不食，每多谢绝。其实噤口亦非必不治之死证，以恶呕不食，初起多属肠中湿热不得下达，乘胃虚而上逆，苔必黄而厚腻。胃司降浊，浊不降则呕，胃主纳食，胃不和则不食。宜苦辛开泄，黄连、半夏为必用之要药。湿重者加以吴萸、生姜之辛散：热重者佐以石莲、黄芩之苦降、若汤药不受。先用苏叶、黄连各三分，浓煎呷服；或玉枢丹〔83〕磨冲亦可。但得入口，便能止呕，呕恶一止，食即纳矣。若正气已虚、湿热上泛者，朱丹溪有人参姜连法〔11〕、石莲法〔91〕，最为合拍，用之得当，十救七八。更有苔腻黄而干，呕恶欲死，绝粒不进者，此胃阴大亏，正气不足支持，湿热逗留不化，症见若此，危险已极，惟有重用人参、洋参、麦冬、石斛之类，大养气阴，稍佐苦化湿热、芳香化浊之品，或可挽回一二。大抵噤口重证，应从胃气为前提，虽有痢下，当从末治。一切苦寒伤胃、攻下伤正之品，不可轻投，致伤正气，反成绝证，古有“见痢莫治痢，提防伤胃气”之说，真秘诀也。尤有一法，每当噤口欲死之时，病势至重，病重者忌用重药，正不胜邪，反从邪化。只用轻清之品开其胃气，待其胃气来苏，再商治病之法，如鲜莲子、鲜荷叶、鲜芦根（煎汁）及鲜藕汁、生谷芽露、香稻叶露之类，气味极其轻清，徐徐温服，不拘时刻，每逢险证，辄有奇功，即轻可去实之意。所谓轻者，非轻重之轻，乃轻清之轻耳。后人误会，每用药二三分以治重病，以为取法古人，不亦偾乎！至于痢疾胃寒呕逆，噤口不食，取用吴茱萸汤〔166〕者，百不遇一，古方治噤口，每用温燥。此一大病，噤口属热者十居八九，寒者极其罕见，非脉症准确，不可妄用，祸如反掌之易，宜极审慎。

更有五色痢，每与噤口同见。精室受伤，五液并下，古人以为肾病，以肾藏精而为胃关也。仲景所谓五液注下、脐筑湫痛、命将难全，即是此证。治与噤口相仿佛，间有用温补者，殊非常法。张石顽谓五色痢宜实脾堤水、益火消阴，乃一偏之见也。惟痢见五色，终属危候，十愈一二，已属奇功矣。

若痢转休息，时发时止，肠中必有寒积，可用温脾汤〔335〕温寒去积，积去则痢自止。病深者非温脾所能差，又当用感应丸〔342〕法治之，温荡宿垢，威而不猛，宿垢一清，病不复发，此即通因通用也。

痢证必垢滞积于肠中，利而不爽，仍宜通利，故通因通用为治痢常法，非如水泻之可动言止涩，惟久痢虚滑者不可通耳。若血痢纯下血水，日夜无度，临圊爽利，并不艰窘者，亦不宜妄用通利，先以白头翁汤苦寒直清血热。继以桃花汤〔257〕或驻车丸〔202〕止之，驻车尤佳，《千金》法也。仲圣乌梅〔76〕亦可借用。倘大孔开如竹筒、日夜百数十次者，病至危笃矣。

医家治痢，每守五禁。是非须辨，不可随和也。所谓五禁者，一禁分利，二禁升提，三禁温补，四禁发汗，五禁大下。五禁之中，惟大下一忌最为的当。分利，水泻法也，利小便即所以实大便，痢由肠胃积滞胶结、津液枯涩而成，更利其水，则津液愈耗，滞者愈甚，分利一忌颇为有理。惟小便赤涩甚者，略用分利，以杀其势，亦属无妨，不必一定悬为禁例也。其禁升提者，以胃浊上升，则为噤口，升提之药易于引浊上升也。不知胃宜降而脾宜升，中气转旋，上下交协。痢证初起，理气以枳桔汤〔205〕为首方，枳降桔则升也。久痢肝脾气陷，后重腹痛，升、柴为常用之药，虚者并用参、芪。即有湿滞未楚，古人亦有平胃〔81〕合升、柴升降合用之法，可见升提原不忌也。不过初起实证、湿热重而呕恶者不宜用耳，亦不必悬为禁例，一定不可用也。其禁温补者，以痢为积滞，非逼不可，痢无补法；痢为暑热，非清不可，痢无温法。若参、芪、术、地，湿热滞得补而胶固，必致不可救疗。不知痢证不独湿热为病，其湿热者误投温补，诚如所言，若虚寒下痢，则非温补不生，不能执一而论。痢证寒热虚实错杂，执一热病而禁温药，执一实证而禁补药，将谓天下之痢均如此热此实耶？无是理也。其禁发汗者，谓痢之身热头痛，非外感而为内毒熏蒸，虽有表证，实非表邪。发汗伤正助邪，表虚于外，邪炽于内，鲜不毙者。粗看其论，似亦振振有辞，不知痢由表邪引动而发者，初起必见寒热，其见寒热时，痢尚未见或见而未剧，能谓为内热熏蒸耶？身热头痛，固间有由于内热者，惟必痢重邪炽时有之，初起必不见也。今若以初起表邪寒热及一切表证均作内热内毒，恣用寒凉，使表邪悉陷于内，正喻氏所谓不死不休者矣。夫先撤外邪，勿令里应外合，乃治痢第一要着，前文已详论之。当汗而汗，决无伤正之弊；汗出邪解，决无助邪之理。若从禁汗之例，将听其表邪化热内陷，坐视不救，待其自毙耶！五禁之中，此禁最坏。以禁分利、禁升提、禁温补，犹有其一偏之得在，若发汗一禁，则毫无所得，惟有害耳。至于利重、邪炽身热，须用清理者，当有热无寒、轻按热微、按重热甚、四肢热微、腹内热甚，与表邪之有寒有热者不同。久痢阴虚发热、气虚发热者，方可言补，万不能以笼统之论了之也。

又有定初、中、末之法者，谓初起气实，可散可攻；中病稍虚，兼攻兼补；末病大虚，以补为主。虽为经验之谈，要亦通常之治，可从不可拘也。人有老少、强弱、虚实，体质之不同，岂能概以一定之法。如老弱气虚者，初起便不胜攻克；强壮气实者，久病亦尚可微攻。施以常法，刻舟求剑矣。参、芪、术、草，亦有用于初起；枳、朴、楂、曲，亦有用于沉疴。以症立论，不以时立论，仲景“随症治之”一语，最为美善，遵而用之，万全无弊。

更有疟后痢、痢后疟之证，古法均从虚治。以疟后元气下陷，脾不升举，故似痢非痢；痢后阴阳两虚，阴虚发热，阳虚恶寒，故似疟非疟；治当阴阳并补而扶元气，然应细察毫无邪状方可。盖疟后痢亦有疟邪未尽而复成痢者，痢后疟亦有里邪达表而成疟者，均不可徒补了事。若疟、痢并作，当治疟为先，表解然后治里；若先治痢疾，惟用苦寒，疟邪内陷，与痢合并，为害滋甚。后、先之治，不可不别也。

若治胎前下痢，与常法同，当下者亦可下之，《经》谓“有故无殒”也。惟尽信书不如无书，攻下之品终宜谨慎，仍以理气和荣为妥。和荣则便脓自愈，理气则后重自除也。至于胎前下痢，产后不止，最为危候，古有七日必死之说，张石顽谓以伏龙肝汤丸[139]随症加减，每多获效，可见亦非必死之证，惟不易治耳。伏龙肝汤丸温通去瘀而不伤胃，久痢积未净而体虚者均宜之，不独产后。但以产后忌苦寒，苦寒伤胃气，产后忌攻下，攻下伤正气，故伏龙肝汤丸更为有效耳。

［注］《金匮要略·呕吐哕下利病脉证并治》之下利，包括泄泻、痢疾两证。本篇专论痢疾，故篇名痢疾病解。

附：学习《金匮》的点滴体会

一

《金匮》原文可分两类：一是有规律、有具体内容和具体治疗方法的精彩文字，是要加以深刻研究的。二是纯属理论性的文字，往往四字一句，有一定的框框，当然其中也有好的，但也有许多解释不通或不符实际的地方。譬如《水气病脉证并治第十四》载："寸口脉浮而迟，浮脉则热，迟脉则潜，热潜相搏，名曰沉。趺阳脉浮而数，浮脉即热，数脉即止，热止相搏，名曰伏。沉伏相搏，名曰水。沉则络脉虚，伏则小便难，虚难相搏，水走皮肤，即为水矣。"在同篇中又载："寸口脉沉而迟，沉则为水，迟则为寒，水寒相搏。趺阳脉伏，水谷不化，脾气衰则鹜溏，胃气衰则身肿，少阳脉卑，少阴脉细，男子则小便不利，妇人则经水不通；经为血，血不利则为水，名曰血分。"前条文义不可解。后条则大部分能指导实践，只有“少阳脉卑”有问题，大部分是好的。又如《血痹虚劳病脉证并治第六》载：“脉弦而大，弦则为减，大则为芤，减则为寒，芤则为虚，虚寒相搏，此名为革，妇人则半产漏下，男子则亡血失精。”极有指导意义。即是从弦大芤减四个方面来说明革脉的现象，是很明白的，对革脉所主的症状，亦非常明确。前人所谓革脉如按鼓皮，很难体会，通过这一条文的学习，弦——减，大——芤，形容革脉确切得很，就解决了问题，这是好的条文。又如痉病、湿病和暍病，中暑和中湿，湿痹中分风湿、寒湿、风湿中又分虚实两种治法。所收各方，亦是好的。如麻黄加术汤、麻苡杏甘汤、桂枝附子汤、白术附子汤、甘草附子汤、防己黄芪汤，都是著名好方，有认真学习的必要。兹将《金匮》中有关这几张方子的原文节录如后：

“湿家自烦疼，可与麻黄加术汤发其汗为宜，慎不可以火攻之。麻黄加术汤：麻黄　桂枝　甘草　白术　杏仁。”

“病者一身尽疼，发热，日晡所剧者，名风湿。此病伤于汗出当风，或久伤取冷所致也，可与麻黄杏仁薏苡甘草汤。麻黄杏仁薏苡甘草汤：麻黄　杏仁　薏苡仁　甘草。”

“风湿脉浮身重，汗出恶风者，防己黄芪汤主之。防己黄芪汤：防己　黄芪　甘草　白术。”

“伤寒八九日，风湿相搏，身体疼烦，不能自转侧，不呕不渴，脉浮虚而涩者，桂枝附子汤主之；若大便坚，小便自利者，去桂加白术汤主之。桂枝附子汤：桂

枝　附子　甘草　生姜　大枣。白术附子汤：白术　附子　甘草　生姜　大枣。”

“风湿相搏，骨节疼烦掣痛，不得屈伸，近之则痛剧，汗出短气，小便不利，恶风不欲去衣，或身微肿者，甘草附子汤主之。甘草附子汤：甘草　附子　白术　桂枝。”

以上三张附子汤，虽见症有不同之处，但同样都有身体疼烦，骨节疼烦，不能转侧，不得屈伸字样。据我个人看法，风寒湿的痹证，都可应用；桂附治表，术附治里，甘草附子表里并治，只要理解三者的关系，就能很好的运用了。

二

外感首重六淫，《伤寒论》和温热论，详于风寒与温热，而忽略了其他。痉湿暍病门首先都标明太阳病，可见太阳病是包括六淫的。知了这些内容，方能掌握外感病的全貌。如：“太阳病，发热，脉沉而细者，名曰痉，为难治”。“太阳病，关节疼痛而烦，脉沉而细者，此名湿痹。湿痹之候，小便不利，大便反快，但当利其小便”。“太阳中暍，身热疼重。而脉微弱，此以夏月伤冷水，水行皮中所致也，一物瓜蒂汤主之。”这些条文，在《金匮》中都比较地突出了太阳病。我意应当列入《伤寒论》中，以补《伤寒论》之不及。譬如：《伤寒论》既有“太阳病发热不恶寒者为温病”一条，更应该有太阳病中暍、湿痹等条以资鉴别，同时也说明了六淫为病，不仅限于风寒，而是以风寒为重点罢了。原文的

“太阳中暍，发热恶寒，身重而疼痛，其脉弦细芤迟，小便已，洒洒然毛耸，手足逆冷，小有劳，身即热，口开，前板齿燥。若发其汗，则恶寒甚；加温针，则发热甚；数下之，则淋甚。”描写虚人伤暑之症状，很为详备，盖中暍与暑温不同，暑温是邪盛实证，中暍即属虚证。上述症状，《金匮》未出方，下一条则云“太阳中热者，暍是也，汗出恶寒，身热而渴，白虎加人参汤主之”。可知热盛者此方是适合的。而上一条的热不盛（小有劳身即热）则属清暑益气汤范畴。昔贤谓前条无治法，东垣以清暑益气汤主之，所谓发千古之秘也，真是学古有得之言。清暑益气、白虎加参两方，总治虚也。喻氏谓：“夏月人身之阳，以汗而外洩；人身之阴，以热而内耗；阴阳两俱不足。”所谓中暍，实即伤暑（《说文》：暍，伤暑也。《玉篇》：暍，中热也。）伤暑气虚，故脉见弦细芤迟；即白虎加参之证，脉亦见虚象。这些方面，都是我们应当学习的。

三

治杂病的方法，大半发源于《金匮》，其各篇所出之方，几乎无一不妙者，都有极大的指导意义。但因年代久远，原文错简很多，须分别看待。举一例子说，《脏腑经络先后病脉证第一》第一条“见肝之病，知肝传脾，当先实脾”，便有重要的指导意义。现在遇到西医所诊断的肝病，大都是有脾胃症状的，中医辨证时，如发现脾胃症状，必须考虑其肝木是否有余，如见脉弦肝强或同时有肝经症状时，就必须考虑到实脾制肝方面上去。前人写的“实脾制肝”，每易使人误会是一件事，其实不对，实脾是实脾，制肝是制肝，应当是两件事，必须与《内经》中所说的“亢害承制”联系起来理解。泻火可以虚肝，泻火可以旺金，实脾可以生金，二者并进，金旺自能制木，非实脾即所以制木也。肝有体，用之不同，从相生以养肝体，从相制以理肝用，治肝之法备矣。基本理论必须与辨证论治相结合，如果不相符合，就不能滥用，否则便犯食古不化的弊病。譬如舌苔光、脉弦带数，可用一贯煎；舌苔黄、口苦、吞酸，可用左金丸；舌苔白，可用吴萸平胃；寒热夹杂，可用乌梅丸法；必须随症变化，方不呆板。此条原文第一段是极好的。第二段应从“四季脾旺不受邪”起，是说明如果肝病而没有脾虚症状者，可以不用补脾的方法。第三段则是后人注解误入原文者，与前文不符合，不相衔接。尤在泾谓是十五句，其实是十九句，何以知之，从“肝虚则用此法，实则不在用之”两句，可以明了。要知肝病传脾，是肝实，不是肝虚，肝实要益金制木，与肝虚之需要“金气不行则肝气盛”、使肝自愈的肝虚治法，恰恰相反，如何可以合为一条呢?《难经·七十七难》:“……上工治未病……见肝之病，则知肝当传之与脾，故先实其脾气，无令得受肝之邪，故曰治未病焉。”《难经·八十一难》的“经言无实实虚虚，损不足而益有余”，可为本条旁证。从《金匮》的第一条看来，发现其好处，亦发现有错误之处。因此，对《金匮》全文，均当作如是看。又如《肺痿肺痈咳嗽上气病脉证治第七》中的第一条“脉数虚者为肺痿，数实者为肺痈”，何等精警，一语破的。而第二条却又说："寸口脉微而数，微则为风，数则为热"，岂非将第一条辨脉法完全推翻？毫无疑问，当然根据第一条，推翻第二条。近来有语译为"微是浮小，微与大相对，微数是初起，滑数是脓成"者，未免随文敷衍，反增人疑惑，是不可从的。要知微是脉之鼓动，小是脉的形态，微与洪对，小与大对，如何可以混为一谈呢？古人云，"尽信书则不如无书"，所以读书时取其精华，弃其糟粕，是很有必要的。又如：《金匮》原文的"病痰饮者，当以温药和之"，对痰饮有普遍的指导意义。"夫男子平人，脉大为劳，极虚亦为劳"，对虚劳有全面的指导作用。叶天士引申其意义曰："要知脉大为劳，是烦劳伤气；脉虚为劳，是情欲致损"。这真正是直探仲景心源的精辟语。其他如百合方之治百合病，淮麦甘枣之治脏燥症，均为万不可废之方。今人将百合病删去不讲，认为淮麦甘枣是妇科方，必须加以纠正。至于其他各证的专门名方，美不胜收，也不是简短的几句话所能说明，姑且不谈。总结一句，经方用之得当，疗效远非时方所及；相反来说，用之不当，流弊亦较显著。

四

再讲百合病。很多人都以为现在没有此病；可以不必讲，我是不同意的。首先中医理论有没有这类证候？如有这类证候，并且并非少见，如何可以不讲呢？不讲就成了缺门。其次，这几张方子有没有用处？如果无用处，可以不必谈，如有用处，甚至有好多的用处，那就非谈不可。《金匮》描写百合病的症状，非常具体。如“意欲食，复不能食，常默然，欲卧不能卧，欲行不能行，饮食或有美时，或有不用闻食臭时，如寒无寒，如热无热”，都是形容恍惚不定的症状。“身形如和，其脉微数”，是谓安静、热度不高。其不变症状是在“口苦，小便赤，诸药不能治，得药则剧吐利，如有神灵者”数句。而诊断百合病的轻重，则在“每溺时头痛者，六十日乃愈；若溺时头不痛，淅然者，四十日愈；若溺快然，但头眩者，二十日愈。其证或未病而预见，或病四五日而出，或病二十日或一月微见者，各随证治之”。这一点很值得研究，有没有这种症状呢？口苦小便赤，是临床上常见的症状（当然，惟见口苦、小便赤，还不足定为百合病的依据）。若单从溺与头痛、眩来讲，临床上不多见。而欲食不能食、欲卧不能卧、欲行不能行，如寒无寒、如热无热，这些症状是可以遇到的。这些症状，诸药不能治，治之反剧，临床上也是常见的。如《医通》所载石顽治孟端士母亲百合病一案（节录）：

虚火不时上升，自汗不止，心神恍惚，欲食不能食，欲卧不能卧，口苦小便难，溺则洒淅头晕。历更诸医，每用一药，辄增一病。用白术则窒塞胀满；用橘皮则喘息怔忡，用门冬则小便不禁，用肉桂则颃胀咳逆，用补骨脂则后重燥结；用知、柏则小腹枯瘪；用芩、栀则脐下引急；用香薷则耳鸣目眩，时时欲人扶掖而走；用大黄则脐下筑筑，少腹愈觉收引。遂致畏药如蝎。交春虚火倍剧，火气一升，则周身大汗，神气骎骎欲脱。其脉微数，而左尺与左寸倍于他部，气口按之似有似无。治时先用生脉散加百合、茯神、龙齿，以安其神，稍兼萸、连以折其势，数剂稍安，即令勿药，以养胃气，但令日用鲜百合煮汤服之，勿药而康。

这是一个很典型的百合病医案。我想，《医通》既有石顽治百合病之验案，《吴医汇讲》又有陶宗暄“百合病赘言”之论述，如何能说没有这种病呢？历来注《金匮》者，对百合病的看法，有属气属血之不同，论说纷纭，我认为是多余的。何以然？肺主气，肺朝百脉；心主血脉，脉为血府。百合病“百脉一宗，悉致其病”，可以断言是气血皆病、心肺皆病。根据百合病首方百合地黄汤来说，地黄凉血清心，百合生津清肺，不是心肺两顾、气血并治么？根据百合病全部用方来看，都是清寒滋润之法。根据其不变见症来看，口苦、小便赤、脉微数，是属于热证；根据其变动见症来看，变渴，变发热，也是属于热证。不过，病源却有两条：一条是从外感来，是根据原文发汗后用百合知母汤、下之后用滑石代赭石汤、吐之后用百合鸡子黄汤的情况分析而得的，即朱奉议以为是伤寒之变证。这一看法是符合临床实际的，如叶天士治余热逗留、阴伤津少一案，可以参考。张石顽谓“伤寒后得之者为百合病”，所见与朱奉议同。还有一条，是从内伤来，赵以德《衍义》所云：“病从心生。或因情欲不遂，或因离绝菀结，或因忧惶煎迫，致二火郁之所成。”这就是说由情志而生的了。五志之火，消铄心阴，故用百合加生地汁救之，即陶宗暄所谓“心神涣散”者是也。心神涣散四字，言之似乎太过，不如说“心神不宁”为妥，但亦确有心神涣散者存在，不可一概而论也。总结起来，百合病有从外感温热转来的，有从内伤七情发展而成的。从外感病转来的，为阴伤余热稽留，其症比较轻；从内伤七情发展的，为五志之火消铄心阴，其症比较重（石顽案即其例）。百合地黄汤在百合病诸方中，起着更大的作用。因为：水制火，肾为心主，心火亢则乘肺金，地黄汁不独清心养营，而是大补肾阴，补肾水以制心火，正是亢害承制之意。而百合清养肺阴，亦即是见心之病，知心传肺，当先实肺之意。这对内伤神志一类疾病来讲，是有普遍指导意义的。

五

在《妇人杂病脉证并治第二十二》中的脏燥证用甘麦大枣汤，是极有效的方剂。现在归到妇科去了。其实本方不仅治妇人，亦主治男子，但当作妇人专方，那就失之偏颇了。叶天士最赏识此方，其在甘缓和阳熄风法中用之最多，散见在肝风、虚劳、失血等门内。凡见头眩、心悸、胸闷等症状的，每每取用，特别在治癫症一案中，更为突出，病人恰恰是男子，见《古今医案按》：

嘉善朱怀音兄患癫狂，用消痰清火药而愈。越三年复发，消痰清火不应，用天王补心丹而愈。越三年又发，进以前二法皆不应，用归脾汤而愈。越一年又发，发时口中哼哼叫号，手足牵掣搐掉，如线提傀儡，卧则跳起如鱼跃，或角弓反张，其喊声闻于屋外，而心却明白，但以颤掉之故，口欲语时，已将唇舌嚼坏。如此光景，半刻即止，止则神识昏愦，语言谬妄，又半刻而发如前矣。一吴姓名医，用人参、鹿茸、肉桂、熟地、龙齿、青铅、远志、茯苓等药，服之甚相安，然匝月不见效。乃就正于叶天翁，叶笑曰：“……吾以轻淡药，二十剂当减半，四十剂当全瘳耳。”因叩其掣掉作则心明、掣掉止则神昏之故。曰：“操持太过，谋虑不决，肝阴胆汁两耗，阳跻阴跻奇脉风动，非虚寒也。”用白芍、萸肉各一钱五分，白石英、淮小麦、南枣肉各三钱，炙草五分。病人见其方，殊不信，旁人亦以药太轻淡，并两贴为一贴服，十贴病减半，二十贴全瘳矣。

我曾看过一本《松心医案》（不知是否缪宜亭的?）他治《内经》的五精相并证，如并于心则喜、并于肺则悲、并于肝则怒一类的病，对时笑时哭、喜怒无常的神志病人，以甘麦大枣汤加萱花治之有效，即根据“象如神灵所作”一句而来。可见脏燥一证，非妇人所独有。《金鉴》注此条云：“脏，心脏也，心静则神藏。若为七情所伤，则心不得静，而神躁扰不宁也。故喜悲伤欲哭……象如神灵所凭，是心不能神明也，即今之失心癫狂病也……”此语实属不妥。如果没有临床经验的人，岂不受其惑而放弃了这一极为有效的方剂?！事实上，甘麦大枣汤是一张治心虚、养心气、泻虚火的好方子，亦是“肝苦急，急食甘以缓之”、“损其肝者缓其中”的好方子，如果进一步与百合地黄汤同用（百合病也有如有神灵的见症），治神志不宁的一类疾病，更有殊功，所以，读书人不能尽信其书，要灵活地读，要善于拿出自己的见解，否则，将举棋不定、难于理解、无所适从。

引用方剂索引

一　画

〔1〕一物瓜蒂汤（《金匮要略》）：瓜蒂

〔2〕一贯煎（《柳洲医话》）：北沙参　麦冬　当归　生地黄　枸杞子　川楝子

二　画

〔3〕二陈汤（《和剂局方》）：半夏　陈皮　茯苓　甘草

〔4〕十灰丸（《十药神书》）：大蓟草炭　陈棕炭　大黄炭　丹皮炭　荷叶炭　小蓟草炭　侧柏炭　山栀子炭　茜草炭　茅根炭

〔5〕十枣汤（《伤寒论》）：芫花　甘遂　大戟　大枣

〔6〕七味都气丸（《医宗已任篇》）：熟地黄　山药　山茱萸　茯苓　丹皮　泽泻　五味子

〔7〕八正散（《和剂局方》）：车前子　木通　瞿麦　萹蓄　滑石　甘草梢　栀子　制大黄

〔8〕八味肾气丸（《金匮要略》）：熟地　山药　山茱萸　茯苓　丹皮　泽泻　桂枝　附子

〔9〕人参再造丸：共五十五味药组成，参阅《常用中成药》第161页，叶显纯编，上海人民出版社1976年11月第1版。成药有售。

〔10〕人参应梦散（《和剂局方》）：炙甘草　人参　桔梗　青皮　白芷　干葛　白术　干姜

〔11〕人参姜连法（《丹溪心法》）：人参　生姜　黄连
〔12〕人参蛤蚧散（《卫生宝鉴》）：人参　蛤蚧　杏仁　炙甘草　茯苓　贝母　桑白皮　知母
〔13〕九痛丸（《金匮要略》）：附子　狼牙　巴豆　人参　干生姜　吴茱萸

三　画

〔14〕三才封髓丹（《卫生宝鉴》）：天冬　熟地　人参　黄柏　砂仁　炙甘草
〔15〕三子养亲汤（《韩氏医通》）：苏子　白芥子　莱菔子
〔16〕三仁汤（《温病条辨》）：杏仁　白蔻仁　苡仁　厚朴　半夏　通草　滑石　竹叶
〔17〕三甲复脉汤（《温病条辨》）：牡蛎　鳖甲　龟板　炙甘草　生地　白芍　麦冬　麻仁　阿胶
〔18〕三生饮（《和剂局方》）：生南星　生川乌　生附子　木香
〔19〕三奇散（《证治准绳》）：黄芪　防风　枳壳
〔20〕三拗汤（《和剂局方》）：麻黄　杏仁　甘草
〔21〕三物白散（《外台秘要》）：桔梗　贝母　巴豆
〔22〕三黄石膏汤（《伤寒六书》）：生石膏　黄芩　黄连　黄柏　栀子　淡豉　麻黄
〔23〕三痹汤（《妇人良方》）：独活　秦艽　防风　细辛　当归　芍药　川芎　地黄　杜仲　牛膝　人参　茯苓　炙甘草　桂心　黄芪　续断
〔24〕万应丸（《证治准绳》）：黑丑　大黄　槟榔　白雷丸　南木香　沉香　皂角　苦楝皮《准绳》共有三方，均与本书不同，请参考。
〔25〕大乌头煎（《金匮要略》）：乌头
〔26〕大半夏汤（《金匮要略》）：半夏　人参　白蜜

〔27〕大补阴丸（《丹溪心法》）：黄柏　知母　熟地　龟板

〔28〕大青龙汤（《金匮要略》）：麻黄　桂枝　炙甘草　杏仁　生姜　大枣　石膏

〔29〕大定风珠（《温病条辨》）：白芍　阿胶　龟板　生地　麻仁　五味子　牡蛎　麦冬　鳖甲　炙甘草　鸡子黄

〔30〕大建中汤（《金匮要略》）：川椒　干姜　人参　饴糖

〔31〕大承气汤（《伤寒论》）：大黄　芒硝　厚朴　枳实

〔32〕大活络丹（《兰台轨范》）：由五十味药组成，从略。成药有售。

〔33〕大柴胡汤（《伤寒论》）：柴胡　黄芩　半夏　大黄　枳实　芍药　生姜　大枣

〔34〕大黄甘草汤（《金匮要略》）：大黄　甘草

〔35〕大黄附子汤（《金匮要略》）：大黄　附子　细辛

〔36〕大黄黄连泻心汤（《伤寒论》）：大黄　黄连

〔37〕大黄硝石汤（《金匮要略》）：大黄　黄柏　硝石　栀子

〔38〕大黄䗪虫丸（《金匮要略》）：大黄　黄芩　甘草　桃仁　杏仁　芍药　干地黄　干漆　虻虫　水蛭　蛴螬　䗪虫　成药有售。

〔39〕下瘀血汤（《金匮要略》）：大黄　桃仁　䗪虫

〔40〕川苦楝散（《医学发明》）：川楝子　木香　茴香

〔41〕己椒苈黄丸（《金匮要略》）：防己　椒目　葶苈　大黄

〔42〕小半夏汤（《金匮要略》）：半夏　生姜

〔43〕小半夏加茯苓汤（《金匮要略》）：半夏　生姜　茯苓

〔44〕小青龙汤（《伤寒论》）：麻黄　芍药　五味子　干姜　炙甘草　桂枝　半夏　细辛

〔45〕小青龙加石膏汤（《金匮要略》）：麻黄　芍药　桂枝　细辛　甘草　干姜　五味子　半夏　石膏

〔46〕小定风珠（《温病条辨》）：鸡子黄　阿胶　龟板　童便

淡菜

〔47〕小建中汤（《伤寒论》）：桂枝　芍药　甘草　生姜　大枣　饴糖

〔48〕小承气汤（《伤寒论》）：大黄　厚朴　枳实

〔49〕小活络丹（《和剂局方》）：川乌　草乌　地龙　南星　乳香　没药　成药有售。

〔50〕小柴胡汤（《伤寒论》）：柴胡　黄芩　半夏　人参　炙甘草　生姜　大枣

〔51〕小陷胸汤（《伤寒论》）：黄连　半夏　瓜蒌实

〔52〕小续命汤（《千金方》）：麻黄　桂枝　炙甘草　杏仁　白芍　川芎　防风　人参　黄芩　附子　防己

〔53〕小温中丸（《丹溪心法》）：青皮　香附　苍术　半夏　白术　陈皮　苦参　黄连　针砂

〔54〕小蓟饮子（《济生方》）：生地　小蓟　滑石　木通　炒蒲黄　竹叶　藕节　当归　山栀　炙甘草

〔55〕飞龙夺命丹（近时通行方）：牛黄　辰砂　麻黄　冰片　人中白　月石　麝香　珍珠　牙皂　腰黄　灯草灰　青黛　明矾　蟾酥　银硝　赤金箔

四　画

〔56〕天水散（《伤寒标本》）：滑石　生甘草

〔57〕天麻酒：待查

〔58〕天雄散（《金匮要略》）：炮天雄　白术　桂枝　龙骨

〔59〕木防己汤（《金匮要略》）：木防己　石膏　桂枝　人参

〔60〕五汁饮（《温病条辨》）：麦冬汁　藕汁　梨汁　荸荠汁　鲜芦根汁

〔61〕五皮饮（《中藏经》）：桑白皮　陈皮　生姜皮　大腹皮　茯苓皮

〔62〕五苓散（《伤寒论》）：白术　桂枝　猪苓　泽泻　茯苓

〔63〕中满分消丸（《李东垣方》）：厚朴　黄芩　半夏　黄连　枳壳　泽泻　干姜　茯苓　白术　猪苓　人参　炙甘草

〔64〕太乙追命丸（《千金方》）：丹砂　附子　矾石　雄黄　藜芦　蜈蚣　鬼臼　巴豆

〔65〕止血丹：待查

〔66〕内鹿髓丸（《韩氏医通》）：鹿峻　鹿血　鹿脑髓　鹿骨髓　鹿脊髓

〔67〕化肝煎（《景岳全书》）：青皮　陈皮　芍药　丹皮　栀子　泽泻　土贝母

〔68〕仓卒散（《证治准绳》）：山栀子　附子

〔69〕牛黄清心丸（《和剂局方》）：共二十九味药组成，参阅《太平惠民和剂局方》卷一，1959 年 11 月第 1 版。成药有售。

〔70〕牛黄清心丸（《痘疹世医心法》）：黄连　黄芩　山栀　郁金　牛黄　朱砂

〔71〕升阳散火汤（《内外伤辨惑论》）：升麻　葛根　独活　羌活　白芍药　人参　炙甘草　柴胡　防风　生甘草

〔72〕乌头汤（《金匮要略》）：麻黄　芍药　黄芪　炙甘草　制川乌　蜂蜜

〔73〕乌头栀子汤（《张氏医通》）：川乌头　栀子

〔74〕乌头桂枝汤（《金匮要略》）：桂枝　芍药　炙甘草　生姜　大枣　乌头

〔75〕乌药顺气散（《沈氏尊生书》）：乌药　白术　白芷　青皮　茯苓　陈皮　人参　甘草

〔76〕乌梅丸（《金匮要略》）：乌梅　细辛　干姜　黄连　当归　川椒　附子　桂枝　人参　黄柏

〔77〕风引汤（《金匮要略》）：大黄　干姜　龙骨　桂枝　甘草

牡蛎　寒水石　滑石　赤石脂　白石脂　紫石英　石膏

〔78〕六君子汤（《和剂局方》）：人参　白术　茯苓　半夏　陈皮　炙甘草

〔79〕六味地黄丸（汤）（《小儿药证直诀》）：熟地　山药　山茱萸　茯苓　丹皮　泽泻

〔80〕水陆二仙丹（《证治准绳》）：金樱子　芡实

五　画

〔81〕平胃散（《和剂局方》）：苍术　厚朴　陈皮　甘草　生姜大枣

〔82〕玉女煎（《景岳全书》）：石膏　熟地　麦冬　知母　牛膝

〔83〕玉枢丹（《片玉心书》）：山慈菇　麝香　雄黄　千金子霜　红芽大戟　朱砂　五倍子　成药有售。

〔84〕玉烛散（《医方集解》）：归尾　生地　川芎　赤芍　大黄　芒硝　甘草

〔85〕甘草干姜汤（《伤寒论》）：炙甘草　干姜

〔86〕甘草附子汤（《金匮要略》）：炙甘草　附子　白术　桂枝

〔87〕甘草麻黄汤（《金匮要略》）：甘草　麻黄

〔88〕甘桔汤（《金匮要略》）：甘草　桔梗　（即桔梗汤）

〔89〕甘遂半夏汤（《金匮要略》）：甘遂　半夏　芍药　炙甘草

〔90〕甘露饮（《和剂局方》）：枇杷叶　熟地　天冬　枳壳　茵陈　生地　麦冬　石斛　黄芩　甘草

〔91〕石莲法（《丹溪心法》）：石莲肉

〔92〕左金丸（《丹溪心法》）：黄连　吴茱萸

〔93〕左归饮（《景岳全书》）：熟地　山药　枸杞子　山茱萸　茯苓　炙甘草

〔94〕龙胆苦参丸（《沈氏尊生书》）：龙胆草　苦参　牛胆汁

〔95〕龙胆泻肝汤（《医宗金鉴》）：龙胆草　山栀　黄芩　柴胡

当归　生地黄　泽泻　车前子　木通　甘草

〔96〕归脾汤（《济生方》）：党参　黄芪　白术　茯神　酸枣仁　桂圆肉　木香　炙甘草　当归　远志　生姜　红枣

〔97〕四七汤（《和剂局方》）：半夏　厚朴　茯苓　紫苏　生姜　大枣

〔98〕四君子汤（《和剂局方》）：人参　白术　茯苓　炙甘草

〔99〕四苓散（《奇效良方》）：茯苓　猪苓　白术　泽泻

〔100〕四物汤（《和剂局方》）：当归　川芎　白芍　熟地

〔101〕四逆汤（《伤寒论》）：附子　干姜　炙甘草

〔102〕四神散（《易思兰方》）：香附　青皮　乌药　白芷　当归　川芎　木香　神曲

〔103〕四磨饮（《济生方》）：人参　槟榔　沉香　乌药

〔104〕史国公药酒（《杂病证治类方》）：虎胫骨　当归　鳖甲　羌活　防风　萆薢　秦艽　川牛膝　晚蚕砂　松节　白术　干茄根　枸杞子　杜仲　苍耳子

〔105〕代抵当汤（《证治准绳》）：大黄　生地黄　桃仁　当归尾　穿山甲　玄明粉　桂心

〔106〕外鹿髓丸（《韩氏医通》）：鹿胫骨髓

〔107〕生地白虎汤（《验方》）：石膏　知母　甘草　粳米　生地

〔108〕生脉散（《内外伤辨惑论》）：人参　麦冬　五味子

〔109〕白术附子汤（《金匮要略》）：白术　附子　炙甘草　生姜　大枣

〔110〕白头翁汤（《伤寒论》）：白头翁　黄柏　黄连　秦皮

〔111〕白矾散（《圣济总录》）：白矾　生姜

〔112〕白虎汤（《伤寒论》）：知母　石膏　甘草　粳米

〔113〕白虎加人参汤（《伤寒论》）：知母　石膏　炙甘草　粳米　人参

〔114〕白虎加桂枝汤（《金匮要略》）：知母　炙甘草　石膏　粳

米　桂枝

〔115〕白金丸（《验方》）：白矾　郁金

〔116〕瓜蒌散（《陆氏验方》）：瓜蒌　桃仁　甘草

〔117〕瓜蒂汤（《金匮要略》）：即一物瓜蒂汤。

〔118〕半贝丸（《格言联璧》）：生半夏　川贝母

〔119〕半夏干姜散（《金匮要略》）：半夏　干姜

〔120〕半夏生姜汤（《金匮要略》）：半夏　生姜汁　（即生姜半夏汤）

〔121〕半夏泻心汤（《伤寒论》）：半夏　黄芩　干姜　人参　炙甘草　黄连　大枣

〔122〕半夏麻黄丸（《金匮要略》）：半夏　麻黄

〔123〕加味逍遥散（《证治准绳》）：当归　白芍　茯苓　白术　柴胡　炙甘草　丹皮　山栀　煨姜　薄荷

〔124〕圣愈汤（《兰室秘藏》）：生地黄　熟地黄　川芎　人参　当归身　黄芪

六　画

〔125〕地黄煎（《千金方》）：生地黄汁　生姜汁　枸杞根汁　荆沥　竹沥　酥　人参　天门冬　茯苓　栀子仁　大黄

〔126〕地黄饮子（《宣明论》）：干地黄　巴戟　山茱萸　石斛　肉苁蓉　五味子　肉桂　茯苓　麦冬　附子　菖蒲　远志

〔127〕百合固金汤（《赵蕺庵方》）：生地　熟地　当归　芍药　百合　麦冬　元参　贝母　桔梗　生草

〔128〕至宝丹（《和剂局方》）：朱砂　麝香　安息香　金银箔　犀角　冰片　牛黄　琥珀　雄黄　玳瑁　成药有售。

〔129〕当归六黄汤（《兰室秘藏》）：当归　黄芪　黄柏　黄芩　黄连　生熟地黄

〔130〕当归龙荟丸（《宣明论》）：当归　龙胆草　栀子　黄连　黄芩　黄柏　大黄　青黛　芦荟　木香　麝香

〔131〕当归补血汤（《内外伤辨惑论》）：黄芪　当归

〔132〕当归生姜羊肉汤（《金匮要略》）：当归　生姜　羊肉

〔133〕肉苁蓉丸（《证治准绳》）：肉苁蓉　熟地黄　山药　金石斛　牛膝　官桂　槟榔　附子　黄芪　黄连　细辛　炙甘草

〔134〕肉桂地黄汤：待查

〔135〕竹叶石膏汤（《伤寒论》）：竹叶　石膏　人参　甘草　麦冬　半夏　粳米　生姜

〔136〕竹沥达痰丸（《沈氏尊生书》）：半夏　陈皮　大黄　黄芩　甘草　青礞石　朴硝　沉香　竹沥　姜汁

〔137〕竹沥汤（《千金方》）：竹沥　生葛汁　生姜汁

〔138〕行军散（《霍乱论》）：牛黄　麝香　珍珠　冰片　硼砂　雄黄　火硝　姜粉

〔139〕伏龙肝汤丸（《张氏医通》）：生楂　黑糖为丸　伏龙肝煎汤代水

〔140〕舟车丸（《刘河间方》）：黑牵牛　大黄　甘遂　大戟　芫花　青皮　陈皮　木香　槟榔　轻粉

〔141〕血余散（《圣济总录》）：乱发灰　人中白　麝香

〔142〕全鹿丸（《景岳全书》）：活大鹿　熟地　黄芪　人参　当归　生地　牛膝　天冬　芡实　枸杞　麦冬　肉苁蓉　补骨脂　巴戟肉　锁阳　杜仲　菟丝子　山药　五味子　成药有售。

〔143〕交加散（《妇人良方》）：生地黄　生姜

〔144〕异功散（《小儿药证直诀》）：人参　白术　茯苓　甘草　陈皮

〔145〕异类有情丸（《韩氏医通》）：鹿角霜　鹿茸　龟板

虎胫骨

〔146〕导赤散(《小儿药证直诀》):生地　木通　竹叶　甘草梢

〔147〕导痰汤(《济生方》):半夏　陈皮　茯苓　甘草　枳实　南星

〔148〕防己地黄汤(《金匮要略》):防己　桂枝　防风　甘草　生地黄

〔149〕防己黄芪汤(《金匮要略》):防己　黄芪　白术　甘草　生姜　大枣

〔150〕红花蛤壳汤(出处待查):蛤蚧壳　红花　知母　贝母　鹿角胶　葛根　炙枇杷叶　炙桑皮　人参　炙甘草　杏仁

七　画

〔151〕麦门冬汤(《金匮要略》):麦门冬　半夏　人参　甘草　粳米　大枣

〔152〕杞菊地黄丸(《小儿药证直诀》):枸杞子　菊花　熟地　山萸肉　怀山药　茯苓　丹皮　泽泻

〔153〕苇茎汤(《千金方》):苇茎　薏苡仁　桃仁　瓜瓣

〔154〕花蕊石散(《十药神书》):花蕊石

〔155〕芩芍汤(《沈氏尊生书》):黄芩　白芍　白术　肉桂

〔156〕芪芍桂酒汤(《金匮要略》):黄芪　桂枝　芍药　苦酒

〔157〕赤丸(《金匮要略》):茯苓　半夏　乌头　细辛　朱砂为丸

〔158〕赤小豆当归散(《金匮要略》):赤小豆　当归

〔159〕苍术地榆汤(《张洁古方》):苍术　地榆

〔160〕芪芍桂酒汤(《金匮要略》):黄芪　芍药　桂枝　苦酒

〔161〕苏子降气汤(《和剂局方》):苏子　半夏　炙甘草　肉桂　前胡　陈皮　厚朴　当归　生姜

〔162〕苏合香丸（《和剂局方》）：白术　青木香　丁香　乌犀屑　香附子　朱砂　沉香　麝香　诃黎勒　荜拨　龙脑　白檀香　安息香　苏合香油　熏陆香　成药有售。

〔163〕苏杏二陈汤（《和剂局方》）：二陈汤加苏叶　杏仁

〔164〕连梅煎（《温病条辨》）：黄连　乌梅　阿胶　麦冬　生地

〔165〕医门黑锡丹（《医方集解》）：黑锡　硫黄　成药有售。

〔166〕吴茱萸汤（《伤寒论》）：吴茱萸　人参　生姜　大枣

〔167〕牡蛎汤（《外台秘要》）：牡蛎　麻黄　甘草　蜀漆

〔168〕皂荚丸（《金匮要略》）：皂荚

〔169〕沉香牛乳饮：待查

〔170〕沉香导气丸（《张氏医通》）：沉香　羌活　白芍　槟榔　甘草　川芎　香附　枳壳　紫苏　木瓜　木香　生姜　苏子

〔171〕沉香降气散（《沈氏尊生书》）：沉香　木香　柴胡　白芍　细辛　青皮　陈皮　苏子

〔172〕补中益气汤（《脾胃论》）：黄芪　人参　白术　炙甘草　当归　陈皮　升麻　柴胡

〔173〕补阳还五汤（《医林改错》）：生黄芪　当归尾　赤芍　地龙　川芎　桃仁　红花

〔174〕补肺阿胶散（《小儿药证直诀》）：阿胶　马兜铃　牛蒡子　杏仁　炙甘草　糯米

〔175〕启膈散（《医学心悟》）：沙参　茯苓　丹参　川贝　郁金　砂壳　荷叶蒂　杵头糠

〔176〕附子阿胶汤：待查

〔177〕附子粳米汤（《金匮要略》）：附子　半夏　甘草　大枣　粳米

〔178〕附桂八味丸（《崔氏方》）：熟地　山茱萸　山药　茯苓　丹皮　泽泻　附子　肉桂

〔179〕鸡苏散（《刘河间方》）：滑石　甘草　薄荷

〔180〕羌活胜湿汤（《内外伤辨惑论》）：羌活　独活　藁本　防风　川芎　蔓荆子　甘草

八　画

〔181〕苓桂术甘汤（《金匮要略》）：茯苓　桂枝　白术　甘草

〔182〕苓桂味甘汤（《金匮要略》）：茯苓　桂枝　炙甘草　五味子

〔183〕矾红丸（《医学广笔记》）：平胃散加矾红作末，枣肉和丸。

〔184〕抵当汤（丸）(《伤寒论》)：水蛭　虻虫　桃仁　大黄

〔185〕虎骨四斤丸（《和剂局方》）：虎胫骨　宣木瓜　天麻　肉苁蓉　牛膝　炮附子

〔186〕肥儿丸（《验方》）：厚朴　鸡内金　茯苓　新会皮　枣皮　五谷虫　缩砂仁　胡黄连　白术　麦冬　扁豆　山楂肉　槟榔　干蟾　神曲

〔187〕肥儿八珍糕（《验方》）：党参　白术　陈皮　茯苓　山药　建莲肉　苡仁　扁豆　芡实　糯米　粳米　白糖

〔188〕知柏八味丸（《医宗金鉴》）：知母　黄柏　山药　熟地黄　山茱萸　茯苓　丹皮　泽泻

〔189〕肾气丸（汤）(《金匮要略》)：干地黄　山药　山茱萸　丹皮　茯苓　泽泻　桂枝　附子

〔190〕金水六君煎（《景岳全书》）：当归　熟地　半夏　陈皮　茯苓　甘草

〔191〕金锁固精丸（《医方集解》）：沙苑　蒺藜　芡实　莲须　龙骨　牡蛎　莲肉

〔192〕炙甘草汤（《伤寒论》）：炙甘草　大枣　阿胶　生姜　人参　生地　桂枝　麦冬　麻仁

〔193〕泻心汤（《金匮要略》）：大黄　黄连　黄芩

〔194〕泻白散（《小儿药证直诀》）：桑白皮　地骨皮　甘草　粳米

〔195〕泽泻汤（《金匮要略》）：泽泻　白术

〔196〕泽漆汤（《金匮要略》）：半夏　紫参（一作紫菀）　泽漆　生姜　白前　甘草　黄芩　人参　桂枝

〔197〕建中汤（《伤寒论》）：桂枝　白芍　饴糖　甘草　生姜　大枣（即小建中汤）

〔198〕参术二陈汤（《和剂局方》）：党参　白术　半夏　茯苓　陈皮　甘草

〔199〕参苓白术散（《和剂局方》）：党参　茯苓　白术　山药　甘草　扁豆　莲子肉　米仁　桔梗　砂仁　大枣

〔200〕参附汤（《世医得效方》）：人参　附子

〔201〕参附龙牡汤（《世医得效方》）：人参　附子　龙骨　牡蛎

〔202〕驻车丸（《千金方》）：黄连　炮姜　当归　阿胶

九　画

〔203〕枳术丸（《脾胃论》）：枳实　白术

〔204〕枳实栀子豉汤（《伤寒论》）：枳实　栀子　香豉

〔205〕枳桔汤（《杂病源流犀烛》）：枳壳　桔梗

〔206〕枳桔生姜汤（《金匮要略》）：桔皮　枳实　生姜

〔207〕柏叶汤（《金匮要略》）：柏叶　干姜　艾　马通

〔208〕栀子大黄汤（《金匮要略》）：栀子　大黄　枳实　豉

〔209〕栀子豉汤（《伤寒论》）：栀子　豆豉

〔210〕柳花散（《证治准绳》）：黄柏　蒲黄　青黛　人中白

〔211〕荆防败毒散（《摄生众妙方》）：荆芥　防风　羌活　独活　川芎　柴胡　前胡　桔梗　枳壳　茯苓　甘草

〔212〕荆芩四物汤（《医宗金鉴》）：熟地　川芎　白芍　当归

荆芥　黄芩

〔213〕茵陈蒿汤（《伤寒论》）：茵陈　栀子　大黄

〔214〕茵陈五苓散（《金匮要略》）：白术　桂枝　猪苓　泽泻　茯苓　茵陈

〔215〕茵陈术附汤（《医学心悟》）：茵陈　白术　附子　干姜　炙甘草　肉桂

〔216〕茵陈理中汤（出处待查）：人参　干姜　炙甘草　白术　茵陈

〔217〕荜茇牛乳饮（《千金翼方》）：荜茇　牛乳

〔218〕茯苓杏仁甘草汤（《金匮要略》）：茯苓　杏仁　甘草

〔219〕茯苓桂枝五味甘草汤（《金匮要略》）：茯苓　桂枝　甘草　五味子

〔220〕茯苓泽泻汤（《金匮要略》）：茯苓　泽泻　甘草　桂枝　白术　生姜

〔221〕厚朴大黄汤（《金匮要略》）：厚朴　大黄　枳实

〔222〕厚朴七物汤（《金匮要略》）：厚朴　甘草　大黄　枳实　桂枝　生姜　大枣

〔223〕厚朴杏子汤（《伤寒论》）：桂枝　甘草　生姜　芍药　大枣　厚朴　杏仁

〔224〕厚朴麻黄汤（《金匮要略》）：厚朴　麻黄　石膏　杏仁　半夏　干姜　细辛　小麦　五味子

〔225〕春泽汤（《证治准绳》）：桂枝　猪苓　茯苓　白术　泽泻　人参

〔226〕指迷茯苓丸（《千金方》）：姜半夏　茯苓　枳壳　芒硝

〔227〕香连丸（《直指方》）：木香　黄连

〔228〕香苏饮（《和剂局方》）：紫苏叶　香附　陈皮　甘草

〔229〕香砂六君丸（《和剂局方》）：党参　茯苓　白术　半夏　木香　砂仁　陈皮　甘草

〔230〕香砂枳术丸（张洁古方）：枳实　白术　砂仁　木香

〔231〕保元汤（《医宗金鉴》）：人参　白术　当归　黄芪　炙甘草

〔232〕保和丸（《丹溪心法》）：山楂　六曲　半夏　茯苓　陈皮　连翘　莱菔子

〔233〕侯氏黑散（《金匮要略》）：菊花　白术　细辛　茯苓　牡蛎　桔梗　防风　人参　矾石　黄芩　当归　干姜　川芎　桂枝

〔234〕禹功散《儒门事亲》）：黑牵牛　茴香

〔235〕独参汤（《伤寒大全》）：人参

〔236〕独活寄生汤（《千金方》）：独活　桑寄生　秦艽　防风　细辛　当归　芍药　川芎　地黄　杜仲　牛膝　人参　茯苓　炙甘草　桂心

〔237〕胜金丸（《本事方》）：生薄荷　猪牙　皂角　朱砂　瓜蒂末　藜芦末

〔238〕济生肾气丸（《济生方》）：熟地　山药　山茱萸　泽泻　茯苓　丹皮　桂枝　附子　牛膝　车前子

〔239〕神佑丸（《儒门事亲》）：甘遂　芫花　大戟　大黄　黑牵牛

十　画

〔240〕秦艽鳖甲散（《卫生宝鉴》）：秦艽　鳖甲　柴胡　地骨皮　知母　当归　青蒿　乌梅

〔241〕秦艽扶羸丸（《证治准绳》）：秦艽　柴胡　人参　鳖甲　当归　紫菀　半夏　地骨皮　甘草　乌梅　生姜　大枣

〔242〕桂枝汤（《伤寒论》）：桂枝　芍药　甘草　生姜　大枣

〔243〕桂枝去芍药加蜀漆龙骨牡蛎救逆汤（《金匮要略》）：桂枝　甘草　生姜　牡蛎　龙骨　大枣　蜀漆

〔244〕桂枝芍药知母汤（《金匮要略》）：桂枝　芍药　甘草　麻黄　白术　知母　防风　制附子　生姜

〔245〕桂枝龙骨牡蛎汤（《金匮要略》）：桂枝　白芍　炙甘草　生姜　大枣　龙骨　牡蛎

〔246〕桂枝白虎汤（《金匮要略》）：同白虎加桂枝汤

〔247〕桂枝加黄芪汤（《金匮要略》）：桂枝　芍药　甘草　生姜　大枣　黄芪

〔248〕桂枝加芍汤（《伤寒论》）：桂枝　芍药　甘草　大枣　生姜

〔249〕桂枝加栝蒌根汤（《伤寒论》）：桂枝　芍药　甘草　生姜　大枣　栝蒌根

〔250〕桂枝附子汤（《金匮要略》）：桂枝　附子　甘草　生姜　大枣

〔251〕桂枝附子去桂加白术汤：同白术附子汤

〔252〕桂枝羚羊汤（《金匮要略》）：桂枝　芍药　甘草　生姜　大枣　羚羊

〔253〕桔梗汤（《伤寒论》）：桔梗　甘草

〔254〕栝蒌桂枝汤：同桂枝加栝蒌根汤

〔255〕栝蒌瞿麦丸（《金匮要略》）：栝蒌　茯苓　附子　薯蓣　瞿麦

〔256〕桃仁承气汤（《伤寒论》）：桃仁　生大黄　桂枝　炙甘草　芒硝

〔257〕桃花汤（《伤寒论》）：赤石脂　干姜　粳米

〔258〕真人养脏汤（《和剂局方》）：白芍　当归　人参　白术　肉豆蔻　肉桂　甘草　木香　诃子皮　罂粟壳

〔259〕柴桂各半汤（《外台秘要》）：柴胡　黄芩　人参　芍药　桂枝　生姜　甘草　半夏　大枣

〔260〕柴胡桂枝姜汤（《伤寒论》）：柴胡　桂枝　干姜　瓜蒌根

黄芩　牡蛎　甘草

〔261〕柴胡清肝饮　待查

〔262〕柴前梅连煎（《沈氏尊生书》）：柴胡　前胡　黄连　乌梅　秋石　薤白　猪胆　童便

〔263〕鸬鹚涎丸（《验方》）：鸬鹚涎　麻黄　杏仁　甘草　石膏　山栀　天花粉　牛蒡子　细辛　射干　青黛　蛤壳

〔264〕逍遥散《和剂局方》）：柴胡　当归　白芍　白术　茯苓　甘草

〔265〕射干麻黄汤（《金匮要略》）：射干　麻黄　细辛　紫菀　款冬花　半夏　五味子　生姜　大枣

〔266〕资寿解语汤（《沈氏尊生书》）：羚羊角　桂枝　羌活　甘草　防风　附子　酸枣仁　天麻

〔267〕润燥汤（《和剂局方》）：当归　白芍　生地　荆芥　鼠粘子　甘草　栀子　黄芩　连翘　薄荷叶

〔268〕消暑清心饮（《证治准绳》）：香薷　泽泻　扁豆　黄连　羌活　猪苓　厚朴　白术　干葛　赤茯苓　升麻　川芎　甘草

〔269〕海金砂散（《证治准绳》）：海金砂　肉桂　炙甘草　赤茯苓　猪苓　白术　芍药　泽泻　滑石　石苇

〔270〕调胃承气汤（《伤寒论》）：大黄　芒硝　甘草

〔271〕通关散（《丹溪心法附余》）：皂角　细辛

〔272〕通幽汤（《李东垣方》）：当归　升麻　桃仁　甘草　红花　熟地　生地

〔273〕通音酥蜜煎（出处待查）：杏仁　饴糖　酥　蜜　生姜汁　柑皮末　枣肉　生百部汁

十一画

〔274〕理中汤（《伤寒论》）即理中丸：人参　干姜　炙甘草

白术

〔275〕梅连饮：待查

〔276〕菟丝子丸（《济生方》）：菟丝子　肉苁蓉　牡蛎　附子　五味子　鹿茸　鸡膍胵　桑螵蛸

〔277〕黄土汤（《金匮要略》）：甘草　干地黄　白术　炮附子　阿胶　黄芩　灶中黄土

〔278〕黄龙汤（《伤寒六书》）：大黄　芒硝　枳实　厚朴　人参　当归　甘草

〔279〕黄芩汤（《伤寒论》）：黄芩　人参　干姜　桂枝　大枣　半夏

〔280〕黄芩加半夏生姜汤（《伤寒论》）：黄芩　甘草　芍药　半夏　生姜　大枣

〔281〕黄连阿胶汤（《伤寒论》）：黄连　阿胶　黄芩　鸡子黄　白芍

〔282〕黄连解毒汤（《外台秘要》）：黄连　黄芩　黄柏　栀子

〔283〕黄芪六一散（《和剂局方》）：黄芪　甘草

〔284〕黄芪建中汤（《金匮要略》）：黄芪　桂枝　生姜　芍药　炙甘草　大枣　饴糖

〔285〕黄芪桂枝五物汤（《金匮要略》）：黄芪　芍药　桂枝　生姜　大枣

〔286〕黄芪鳖甲散（《卫生宝鉴》）：黄芪　鳖甲　天冬　地骨皮　秦艽　柴胡　紫菀　半夏　茯苓　知母　生地　白芍　桑白皮　人参　肉桂　桔梗　生姜

〔287〕雪羹汤（《王晋三方》）：海蜇皮　荸荠

〔288〕推气散（《济生方》）：片姜黄　枳壳　桂心　甘草

〔289〕控涎丹（《三因方》）：甘遂　大戟　白芥子

〔290〕猪苓散（《金匮要略》）：猪苓　茯苓　白术

〔291〕猪苓汤（《金匮要略》）：猪苓　茯苓　阿胶　滑石　泽泻

〔292〕猪肚丸（《证治准绳》）：白术　苦参　牡蛎　猪肚

〔293〕猪膏发煎（《金匮要略》）：猪膏　乱发

〔294〕旋覆代赭汤（《伤寒论》）：旋覆花　代赭石　生姜　半夏　人参　甘草　大枣

〔295〕旋覆花汤（《金匮要略》）：旋覆花　葱　新绛

〔296〕鹿峻丸（《韩氏医通》）：鹿精

〔297〕麻仁丸（《伤寒论》）：麻仁　杏仁　枳实　大黄　厚朴　白芍（即脾约麻仁丸或麻子仁丸）

〔298〕麻杏石甘汤（《伤寒论》）：麻黄　杏仁　石膏　甘草

〔299〕麻黄汤（《伤寒论》）：麻黄　桂枝　杏仁　炙甘草

〔300〕麻黄加术汤（《金匮要略》）：麻黄　桂枝　杏仁　白术　甘草

〔301〕麻黄杏仁薏甘汤（《金匮要略》）：麻黄　杏仁　苡米　甘草

〔302〕麻黄附子甘草汤（《金匮要略》）：麻黄　附子　甘草

〔303〕麻黄附子细辛汤（《伤寒论》）：麻黄　附子　细辛

〔304〕麻黄厚朴汤（《金匮要略》）：麻黄　厚朴　石膏　杏仁　半夏　生姜

〔305〕麻黄醇酒汤（《千金方》）：麻黄　清酒

〔306〕清心莲子饮（《和剂局方》）：石莲肉　白茯苓（一作赤茯苓）　炙黄芪　人参　黄芩　麦门冬　地骨皮　炒车前子　炙甘草

〔307〕清胃汤（散）（《兰室秘藏》）：生地　丹皮　黄连　当归　升麻

〔308〕清咽太平丸（《验方》）：薄荷　犀角　防风　甘草　柿霜　川芎　桔梗

〔309〕清暑益气汤（《脾胃论》）：黄芪　人参　白术　苍术　泽泻　六曲　青皮　陈皮　甘草　麦冬　五味子　当归

黄柏　升麻　葛根　生姜　大枣

〔310〕清魂散（《济生方》）：泽兰叶　人参　川芎　荆芥　甘草

〔311〕清燥救肺汤（《医门法律》）：桑叶　石膏　杏仁　甘草　麦冬　人参　阿胶　胡麻仁　枇杷叶

〔312〕羚羊散（《证治准绳》）：羚羊角　木通　紫草　生地　芍药　僵蚕　全蝎　桔梗　橘皮　红花　甘草　荆芥　防风

〔313〕续命汤（《古今录验》）：麻黄　桂枝　当归　人参　石膏　干姜　甘草　川芎　杏仁

十二画

〔314〕琥珀人参丸（《张氏医通》）：人参　五灵脂　琥珀　肉桂　附子　茯苓　川芎　沉香　穿山甲

〔315〕琼玉膏（《医宗金鉴》）：生地　党参　茯苓　白蜜

〔316〕斑龙宴（《韩氏医通》）：鹿血

〔317〕款冬花散（《和剂局方》）：款冬花　知母　桑叶　阿胶　麻黄　贝母　杏仁　半夏　甘草

〔318〕葳蕤汤（《活人书》）：葳蕤　石膏　白薇　麻黄　川芎　羌活　杏仁　青木香　甘草

〔319〕韭汁牛乳饮（《医方集解》）：韭菜汁　牛乳

〔320〕葛花解酲汤（《脾胃论》）：葛花　白豆蔻仁　砂仁　木香　青皮　橘皮　人参　白术　白茯苓　神曲　干姜　猪苓　泽泻

〔321〕葛根汤（《伤寒论》）：葛根　麻黄　桂枝　芍药　甘草　生姜　大枣

〔322〕葱豉汤（《肘后方》）：葱白　豆豉

〔323〕葶苈大枣泻肺汤（《金匮要略》）（即葶苈泻肺汤）：葶苈子　大枣

〔324〕越桃散（《素问病机气宜保命集》）：越桃（山栀之大者）高良姜

〔325〕越婢汤（《金匮要略》）：麻黄　石膏　生姜　甘草　大枣

〔326〕越婢加术汤（《千金方》）：麻黄　石膏　生姜　甘草　大枣　白术

〔327〕越婢加半夏汤（《金匮要略》）：麻黄　石膏　生姜　大枣　甘草　半夏

〔328〕越鞠丸（《丹溪心法》）：苍术　香附　川芎　六曲　栀子

〔329〕硝石矾石散（《金匮要略》）：硝石　矾石

〔330〕紫雪丹（《和剂局方》）：滑石　石膏　寒水石　磁石　羚羊角　青木香　犀角　沉香　丁香　升麻　玄参　甘草　朴硝　硝石　硃砂　麝香　成药有售。

〔331〕黑地黄丸（《病机气宜保命集》）：苍术　熟地　五味子　干姜

〔332〕稀涎散（《本事方》）：猪牙　皂角　白矾

〔333〕脾约麻仁丸：即麻仁丸

〔334〕温胆汤（《千金方》）：陈皮　半夏　茯苓　甘草　枳实　竹茹

〔335〕温脾汤（《千金方》）：大黄　附子　干姜　人参　甘草

〔336〕滋水清肝饮（《高鼓峰方》）：熟地　山茱萸　山药　茯苓　丹皮　泽泻　当归　芍药　柴胡　枣仁　山栀

〔337〕滋肾丸：同滋肾通关丸

〔338〕滋肾通关丸（《兰室秘藏》）：知母　黄柏　肉桂

〔339〕犀角地黄汤（《千金方》）：犀角　生地　丹皮　赤芍

〔340〕犀角散（《太平圣惠方》）：犀角屑　黄芩　甘草

十三画

〔341〕槐花散（《本事方》）：炒槐花　炒侧柏叶　炒黑荆芥　炒

枳壳

〔342〕感应丸（《和剂局方》）：南木香　肉豆蔻　丁香　干姜（炮）　巴豆　杏仁　百草霜　黄蜡

〔343〕蜀漆散（《金匮要略》）：蜀漆　云母　龙骨

〔344〕新制心咳汤（《王旭高方》）：北沙参　石膏　牛蒡子　杏仁　桔梗　甘草　麦冬　半夏　茯神　远志　小麦

〔345〕辟瘟丹（《验方》）：羚羊角　朴硝　牙皂　广木香　黄柏茅术等七十三味药组成，详见《中国医学大辞典》，成药有售。

十四画

〔346〕酸枣仁汤（《金匮要略》）：酸枣仁　知母　茯苓　川芎　甘草

〔347〕聚精丸（《证治准绳》）：黄鱼鳔胶　沙苑蒺藜

〔348〕蜘蛛散（《金匮要略》）：蜘蛛　桂枝

〔349〕缩脾饮（《和剂局方》）：砂仁　草果　乌梅　甘草　扁豆　干葛

十五画

〔350〕增液汤（《温病条辨》）：玄参　生地　麦冬

〔351〕鲤鱼汤（《千金方》）：鲤鱼　白术　茯苓　当归　芍药　橘红　生姜

十六画

〔352〕橘皮汤（《金匮要略》）：橘皮　生姜

〔353〕橘皮竹茹汤（《伤寒论》）：橘皮　竹茹　生姜　大枣　人参　甘草

十七画

〔354〕霞天膏倒仓法（《丹溪心法》）：即牛肉汤倒仓法　牛蹄煎汤大量饮之催吐

〔355〕黛蛤散（《验方》）：青黛　海蛤壳

十八画

〔356〕礞石滚痰丸（《养生主论》）：青礞石　沉香　大黄　黄芩　朴硝

十九画

〔357〕藿香正气散（《和剂局方》）：藿香　紫苏　白芷　桔梗　白术　厚朴　半夏曲　大腹皮　茯苓　陈皮　甘草

〔358〕鳖甲青蒿汤（《温病条辨》）：青蒿　鳖甲　生地　知母　丹皮

〔359〕鳖甲煎丸（《金匮要略》）：鳖甲　乌扇　黄芩等二十五味药组成，见《疟病脉证篇》。成药有售。

二十画以上

〔360〕蠲痹汤（《济生方》）：黄芪　当归　赤芍　羌活　防风　片姜黄　炙甘草

32